AF435318

Avances en vasculitis sistémicas

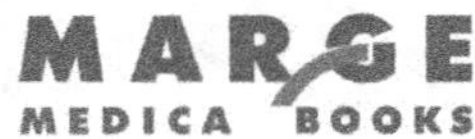

Avances en vasculitis sistémicas

Coordinadoras:
Dra. Maria C. Cid
Dra. Roser Solans

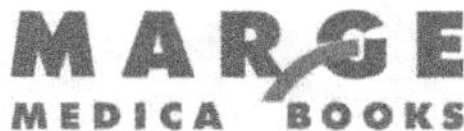

Colección: AVANCES EN ENFERMEDADES AUTOINMUNES SISTÉMICAS
Director: Dr. Ricard Cervera

AVANCES EN VASCULITIS SISTÉMICAS
Coordinadoras: Dra. Maria C. Cid, Dra. Roser Solans
1.ª edición 2012

© de esta edición, incluido el diseño de la cubierta, ICG Marge, SL

Edita: Marge Médica Books - València, 558, ático 2.ª - 08026 Barcelona (España)
www.marge.es - Tel. +34-932 449 130 - Fax +34-932 310 865

Director editorial: Hèctor Soler
Gestión editorial: Ana Soto, Anna Palacios
Edición: Rosa Serra, David Soler
Colaboración técnica: Carmen Company
Compaginación: Mercedes Lara
Impresión: Novoprint (Sant Andreu de la Barca, Barcelona)

ISBN: 978-84-15340-21-8
Depósito Legal: B-10.078-2012

Índice

Autores 9

Prólogo 11

Capítulo 1
Arteritis de células gigantes y enfermedad de Takayasu
M.A. González-Gay, J. Rueda, T. Pina 19

Capítulo 2
Poliarteritis nudosa y enfermedad de Kawasaki
J. Hernández-Rodríguez, M.A. Alba, R. Bou, J. Antón 39

Capítulo 3
Vasculitis asociadas a anticuerpos anticitoplasma del neutrófilo
R. Solans Laqué, M. Ramentol Sintas, F. Martínez Valle, A. Segarra Medrano . . . 59

Capítulo 4
Vasculitis crioglobulinémica
M.A. Alba, S. Prieto-González, I. Tavera-Bahillo, M.C. Cid 81

Capítulo 5
Vasculitis leucocitoclástica y síndrome de Schönlein-Henoch
J.A. Bosch Gil, X. Solanic Moreno, G. Sais Puigdemont, A. Vidaller Palacín 99

Capítulo 6
Síndrome de Goodpasture
T. Hellmark, J. Wieslander 117

Capítulo 7
Vasculitis de órgano aislado
J. Hernández-Rodríguez, G.S. Hoffman 131

Autores

Marco A. Alba
Grupo de Investigación en Vasculitis
Servicio de Enfermedades Autoinmunes
Hospital Clínic
Barcelona

Jordi Antón
Unidad de Reumatología Pediátrica
Servicio de Pediatría
Hospital Sant Joan de Déu
Esplugues de Llobregat (Barcelona)

José Ángel Bosch Gil
Servicio de Medicina Interna
Hospital Universitari Vall d'Hebron
Barcelona

Rosa Bou
Unidad de Reumatología Pediátrica
Servicio de Pediatría
Hospital Sant Joan de Déu
Esplugues de Llobregat (Barcelona)

Maria C. Cid
Grupo de Investigación en Vasculitis
Servicio de Enfermedades Autoinmunes
Hospital Clínic
Barcelona

Miguel Ángel González-Gay
Servicio de Reumatología
Hospital Universitario Marqués
   de Valdecilla, IFIMAV
Santander

Thomas Hellmark
Department of Nephrology
Clinical Sciences in Lund
Lund University
Lund, Suecia

José Hernández-Rodríguez
Grupo de Investigación en Vasculitis
Servicio de Enfermedades Autoinmunes
Hospital Clínic
Barcelona

Gary S. Hoffman
Center for Vasculitis Care and Research
Department of Rheumatic and
   Immunologic Diseases
Cleveland Clinic Lerner College of Medicine
Cleveland Clinic
Cleveland, Ohio, Estados Unidos

Ferran Martínez Valle
Unidad de Enfermedades Autoinmunes
    Sistémicas
Servicio de Medicina Interna
Hospital Universitari Vall d'Hebron
Barcelona

Trinitario Pina
Sección de Reumatología
Hospital de Torrevieja
Alicante

Sergio Prieto-González
Grupo de Investigación en Vasculitis
Servicio de Enfermedades Autoinmunes
Hospital Clínic
Barcelona

Marc Ramentol Sintas
Unidad de Enfermedades Autoinmunes
    Sistémicas
Servicio de Medicina Interna
Hospital Universitari Vall d'Hebron
Barcelona

Javier Rueda
Servicio de Reumatología
Hospital Universitario Marqués
    de Valdecilla, IFIMAV
Santander

G. Sais Puigdemont
Servicio de Dermatología
Hospital Universitari de Bellvitge
L'Hospitalet de Llobregat (Barcelona)

Alfons Segarra Medrano
Servicio de Nefrología
Hospital Universitari Vall d'Hebron
Barcelona

Xavier Solanic Moreno
Servicio de Medicina Interna
Hospital Universitari de Bellvitge
L'Hospitalet de Llobregat (Barcelona)

Roser Solans Laqué
Unidad de Enfermedades Autoinmunes
    Sistémicas
Servicio de Medicina Interna
Hospital Universitari Vall d'Hebron
Barcelona

Itziar Tavera-Bahillo
Grupo de Investigación en Vasculitis
Servicio de Enfermedades Autoinmunes
Hospital Clínic
Barcelona

Antonio Vidaller Palacín
Servicio de Medicina Interna
Hospital Universitari de Bellvitge
L'Hospitalet de Llobregat (Barcelona)

Jörgen Wieslander
Euro Diagnostica AB
Malmö, Suecia

Prólogo

Vasculitis sistémicas: una visión de conjunto

Las vasculitis sistémicas constituyen un grupo muy heterogéneo de enfermedades caracterizadas por un sustrato histopatológico común: la inflamación de los vasos sanguíneos. Estas enfermedades se categorizan según el tamaño de los vasos afectados de acuerdo con la nomenclatura de consenso de Chapel Hill, actualmente en revisión (véase la tabla 1).[1,2]

La heterogeneidad de las vasculitis sistémicas es muy amplia, tanto desde el punto de vista epidemiológico y etiopatogénico como terapéutico y pronóstico. Así, algunas vasculitis, como la arteritis de células gigantes, predominan en la raza blanca, y otras, como la arteritis de Takayasu y la enfermedad de Kawasaki, predominan en etnias orientales. Incluso dentro de los mismos continente y raza, algunas vasculitis predominan en zonas geográficas distintas: la granulomatosis con poliangeítis (Wegener) y la arteritis de células gigantes, por ejemplo, son más frecuentes en los países del norte de Europa que en el área mediterránea. La mayor parte de las vasculitis sistémicas son de causa desconocida, mientras que en otras, como la vasculitis crioglobulinémica, el papel etiopatogénico de algunos virus, en particular del virus de la hepatitis C (VHC), está claramente demostrado. En algunas vasculitis, como las asociadas a anticuerpos anticitoplasma del neutrófilo (ANCA), la autoinmunidad y concretamente los ANCA parecen desempeñar una función importante en la patogénesis de la inflamación vascular, mientras que en otros procesos, como la vasculitis crioglobulinémica, los complejos immunitarios formados durante la respuesta a agentes infecciosos constituirán el mecanismo fundamental que desencadena la inflamación de los vasos. El pronóstico es también muy variable: algunos procesos, como las vasculitis leucocitoclásticas cutáneas o la vasculitis por IgA (púrpura de Henoch-Shönlein), pueden tener un curso autolimitado, y otras enfermedades, como las vasculitis asociadas a ANCA, pueden seguir un curso fulminante y conllevan todavía una gran morbimortalidad. En consecuencia, el tratamiento de las vasculitis sistémicas es también heterogéneo. Algunas, como la vasculitis crioglobulinémica asociada al VHC, podrán recibir tratamiento etiológico, aunque con frecuencia los mecanismos fisiopa-

Vasculitis de vaso grande
Arteritis de células gigantes
Arteritis de Takayasu
Vasculitis de vaso mediano
Poliarteritis nudosa
Enfermedad de Kawasaki
Vasculitis de vaso pequeño
Granulomatosis de Wegener*
Síndrome de Churg-Strauss*
Poliangeítis microscópica
Púrpura de Henoch-Shönlein*
Vasculitis crioglobulinémica
Vasculitis leucocitoclástica cutánea

* En un intento de suprimir epónimos, en la nueva nomenclatura la enfermedad de Wegener se denomina granulomatosis con poliangeítis, el síndrome de Churg-Strauss granulomatosis eosinófila con poliangeítis, y la púrpura de Henoch-Shönlein vasculitis por IgA. Como cambios más significativos, la nueva categorización considera también una categoría de vasculitis de vaso de tamaño variable (enfermedad de Behçet y síndrome de Cogan), una categoría de vasculitis de órgano aislado, incluye la enfermedad antimembrana basal glomerular (Goodpasture) entre las vasculitis de pequeño vaso, y añade una categoría de vasculitis secundaria a otros procesos o posibles causas.

Tabla 1. Categorización de las vasculitis sistémicas según la nomenclatura de Chapel Hill.

tológicos lesivos deban frenarse de inmediato con glucocorticoides y, en ocasiones, con otros inmunodepresores. No obstante, en la mayor parte de las vasculitis, dado el desconocimiento preciso de su etiopatogenia, el tratamiento será sintomático y encaminado a limitar el daño orgánico inmunomediado, por lo que se basará esencialmente en una inmunodepresión no específica o en la depleción de un tipo celular concreto (por ejemplo linfocitos B). En consecuencia, debido a la heterogeneidad etiopatogénica y pronóstica de las vasculitis, la intensidad y el tipo de tratamiento serán variables y adaptados a cada enfermedad o subtipo pronóstico.

Ante tal variabilidad es lógico preguntarse por qué estas enfermedades tan diversas se agrupan bajo una denominación y categoría nosológica común. La razón fundamental radica en el hecho de que la inflamación vascular, aunque pueda revestir características peculiares, y pueda producirse por mecanismos inmunopatogénicos distintos, es común a todas ellas. La inflamación vascular demostrada por estudio histológico de las lesiones del paciente, o evidenciada por imagen en las vasculitis de vaso grande o mediano, será el dato definitivo que permitirá diagnosticar una vasculitis, aunque su clasificación subsiguiente pueda ser más compleja. Las consecuencias clínicas de la inflamación, oclusión o rotura vascular (púrpura cutánea, síndrome nefrítico, neuropatía periférica, isquemia periférica, isquemia visceral, hemorragia alveolar difusa o hemorragia focal por rotura de un aneurisma) serán comunes a muchas de estas enfermedades y constituirán los problemas con que el médico se enfrentará y a partir de los cuales sospechará y diagnosticará una vasculitis.[3]

El reconocimiento y la ulterior clasificación de las vasculitis requiere definiciones precisas que contengan los elementos más característicos de cada proceso. En la nomenclatura adoptada en Chapel Hill (Carolina del Norte, Estados Unidos) en 1994, fruto de un consenso internacional, las vasculitis se catalogaron en tres categorías principales según el tamaño de los vasos afectados: vasculitis que afectan predominantemente a arterias de tamaño grande, vasculitis que afectan a arterias de tamaño mediano y vasculitis de vaso pequeño (véase la tabla 1).[2] Esta clasificación se basa en que, una vez sospechada una vasculitis sistémica, el clínico pondrá en marcha una serie de exploraciones encaminadas a demostrar la existencia de inflamación vascular, ya sea biopsias de órganos afectados o técnicas de imagen, y que éstas, al demostrar la inflamación en los vasos de un tamaño determinado, permitirán concretar y reducir las posibilidades diagnósticas. Una vez conocido el tamaño de los vasos afectados, los datos epidemiológicos y demográficos, la distribución de las lesiones (por ejemplo afectación glomerular, afectación pulmonar o de la vía aérea) y los datos serológicos (ANCA, crioglobulinas) permitirán clasificar la vasculitis en un tipo clinicopatológico concreto.[3] La nomenclatura de Chapel Hill está actualmente en proceso de revisión y actualización (Jennette *et al.*, en preparación).

La clasificación de las vasculitis no sólo tiene un interés académico sino que va a permitir establecer un tratamiento ajustado y estratificado según la gravedad, de acuerdo con la evidencia existente, y anticipar un pronóstico. En 1990 se realizó un intento de establecer criterios de clasificación para algunas vasculitis sistémicas, del mismo modo que hay criterios para la clasificación de otras enfermedades autoinmunes o inflamatorias crónicas.[5] Estos criterios se han empleado hasta ahora e incluso se han utilizado incorrectamente como criterios diagnósticos. Al progresar el conocimiento, estos criterios han quedado obsoletos porque no contemplan el papel de los ANCA, cuya detección se universalizó posteriormente, ni la poliangeítis microscópica como enfermedad distinta de la poliarteritis nudosa, pues inicialmente todas las vasculitis necrosantes se interpretaban como esta última. De hecho, la poliarteritis nudosa se diagnostica con poca frecuencia, ya que actualmente muchas vasculitis necrosantes encajan mejor dentro de otras vasculitis sistémicas. En estos momentos se están elaborando y validando nuevos criterios de clasificación, propuestos conjuntamente por la European League Against Rheumatism (EULAR) y el American College of Rheumatology (ACR) en un proyecto multicéntrico en el cual participan expertos de distintos países.[5] Se han propuesto asimismo criterios preliminares para la clasificación de la vasculitis crioglobulinémica.[6]

La clasificación de las vasculitis resulta difícil porque muchos de estos procesos se solapan tanto en sus aspectos histológicos como en sus manifestaciones clínicas, y aunque los casos característicos puedan resultar fáciles de clasificar, muchas veces se hace más complejo. Así, las vasculitis asociadas a ANCA pueden afectar ocasionalmente a las arterias craneales, entre ellas la arteria temporal, y producir síntomas parecidos a los de la arteritis de células gigantes. En esta enfermedad, prototipo junto a la arteritis de Takayasu de arteritis de vaso grande, la complicación isquémica más común, la neuritis óptica anterior, se debe a la afectación de arterias relativamente pequeñas, como las ramas de la arteria oftálmica que nutren la cabeza del nervio óptico, y en las biopsias de arteria temporal que se realizan para confirmar el diagnóstico se observa que las pequeñas ramitas de la arteria temporal pueden estar inflamadas. Por otro lado, se han publicado algunos casos de granulomatosis con poliangeítis que cursan con aortitis, y en general, aunque las vasculitis asociadas a ANCA se clasifican entre las vasculitis de pequeño vaso, es conocido que también pueden afectar a arterias grandes y medianas. Si un paciente con sospecha de vasculitis presenta un síndrome nefrítico y una púrpura cutánea, pensaremos en una vasculitis asociada a ANCA, en una vasculitis por IgA (Henoch-Shönlein) o en una vasculitis crioglobulinémica. Sin embargo, se han descrito algunos pacientes con enfermedad de Takayasu que desarrollan afectación de vaso pequeño en forma de glomerulonefritis o púrpura cutánea.

Es importante, pues, insistir en que las vasculitis son afecciones clinicopatológicas, y su correcta clasificación no se basa aisladamente en datos anatómicos, histológicos, clínicos o serológicos independientes, sino en la combinación de todos ellos. Es necesario tener en cuenta que la presencia de ANCA no siempre es positiva en las denominadas vasculitis asociadas a ANCA, en especial en la granulomatosis eosinofílica con poliangeítis (Churg-Strauss) y en la granulomatosis con poliangeítis en su forma localizada. Cabe destacar también que las crioglobulinas pueden no ser positivas en todas las determinaciones en los pacientes con vasculitis crioglobulinémica. Sólo un conocimiento profundo de cada una de las afecciones agrupadas bajo la denominación de vasculitis permitirá, por un lado, sospechar su existencia y confirmar su presencia, y por otro clasificarla o adscribirla a una categoría específica. Además, el clínico debe mantener siempre la mente abierta y flexible cuando trata y controla a estos pacientes, ya que en un momento dado los pacientes pueden desarrollar manifestaciones que permitan una clasificación más ajustada a un proceso distinto al sospechado inicialmente.

Las vasculitis sistémicas son enfermedades infrecuentes. Gracias a la colaboración multicéntrica internacional, en la última década se han producido avances notables en el diagnóstico y el tratamiento de estos pacientes que han permitido establecer unas recomendaciones terapéuticas basadas en la evidencia.[7,8] En cuanto al diagnóstico, se ha acumulado experiencia respecto a la sensibilidad y la especificidad de las técnicas de imagen (ecografía, angiografía por tomografía computarizada o por resonancia magnética, tomografía por emisión de positrones) en la detección no invasiva de inflamación vascular en las vasculitis de vaso grande, y estas técnicas se contemplarán probablemente en el establecimiento de los nuevos criterios diagnósticos.[5,9] Los mayores logros consolidados de los últimos años en cuanto al tratamiento de las vasculitis sistémicas asociadas a ANCA han sido su estratificación según su gravedad mediante la identificación de factores pronósticos, la adaptación de la intensidad del tratamiento inmunodepresor a la gravedad, la minimización de la exposición a la ciclofosfamida, la sustitución de ésta por fármacos inmunodepresores menos tóxicos (por ejemplo metotrexato, azatioprina) en casos sin amenaza de órganos vitales, y la confirmación de la eficacia de inmunodepresores como el metotrexato, la azatioprina, el micofenolato y la leflunomida para mantener la remisión inducida por la ciclofosfamida.[7,10,11] Es de destacar también la eficacia del recambio plasmático para preservar la función renal en las vasculitis asociadas a ANCA con afectación renal grave.[7] Una innovación muy importante ha sido la demostración de que la depleción de linfocitos B con rituximab consigue resultados no inferiores a la ciclofosfamida para inducir la remisión en las vasculitis asociadas a ANCA, y constituye la única alternativa a la ciclofosfamida para casos graves desde que la aplicación de este fármaco cambió radicalmente el pronóstico gravísimo de estas enfermedades en la década de 1970.[12,13] También el rituximab ha demostrado su eficacia en ensayos clínicos para el tratamiento de casos moderados-graves de vasculitis crioglobulinémica asociada al VHC.[14] Gracias a los estudios de seguimiento a largo término de los pacientes incluidos en estos ensayos, se ha podido confirmar que la estratificación de la gravedad propuesta por el European Vasculitis Study Group (EUVAS) para las vasculitis asociadas a ANCA, en vasculitis limitada, sistémica precoz generalizada, grave y resistente, tiene sentido porque se acompañan de tasas proporcionales de mortalidad a largo plazo.[15] También se ha podido observar que la mortalidad sigue siendo del 20 %, a expensas de los pacientes de mayor edad y de los que sufren deterioro de la función renal, y que con las pautas de minimización de exposición a la ciclofosfamida el riesgo de cáncer a los cinco años, excepto para los epiteliomas cutáneos, parece similar al de la población general, aunque esta tendencia debe confirmarse con un seguimiento más prolongado.[16] Igualmente se ha demostrado que el diagnóstico de granulomatosis con poliangeítis y la presencia de anticuerpos anti-PR3 conllevan un mayor riesgo de recurrencia dentro de las vasculitis asociadas a ANCA.[17] También, desafortunadamente, las pautas que intentan minimizar la exposición a la ciclofosfamida, aunque eficaces a corto y medio plazo, se acompañan de más recurrencias durante el seguimiento prolongado,[10] y el rituximab, que es eficaz para inducir la remisión, se acompaña también de una proporción similar de recidivas. Quedan por determinar la eficacia y la seguridad del tratamiento repetido con rituximab para mantener la remisión.

Los avances terapéuticos en las vasculitis de vaso grande no han sido tan notables.[8] En la arteritis de células gigantes se ha demostrado un efecto modesto del metotrexato como fármaco ahorrador de glucocorticoides. Los intentos de bloquear el factor de necrosis tumoral (TNF) no han sido eficaces. Sorprende, dada la similitud entre la arteritis de células gigantes y la enfermedad de Takayasu, que estudios abiertos sugieren una posible eficacia del bloqueo del TNF con etanercept o infliximab en la arteritis de Takayasu. Actualmente se hallan en curso o en preparación ensayos clínicos con otros agentes biológicos (abatacept y tocilizumab), cuyos resultados conoceremos en un futuro próximo.

En esta monografía, expertos en el campo de las vasculitis sistémicas exponen con detalle y en contexto los principales logros alcanzados en el diagnóstico y el tratamiento de estas enfermedades. Se han seleccionado aquellas más frecuentes o sobre las que se ha acumulado evidencia más sólida, como las vasculitis de vaso grande, sobre todo la arteritis de células gigantes, con mención también de la enfermedad de Takayasu, las vasculitis asociadas a ANCA, la vasculitis crioglobulinémica y la vasculitis por IgA (Henoch-Shönlein). Asimismo, se han incluido las vasculitis de vaso mediano, la poliarteritis nudosa y la enfermedad de Kawasaki, procesos infrecuentes en nuestro entorno pero que es necesario reconocer. Se aborda la enfermedad antimembrana basal glomerular (Goodpasture), dada su progresiva consideración entre las vasculitis sistémicas, consensuada recientemente en la actualización de las definiciones de Chapel Hill, y se ha incluido un capítulo sobre vasculitis de órgano aislado. En esta categoría de vasculitis se destacan tres aspectos fundamentales: *a)* la importancia de descartar una vasculitis sistémica paucisintomática, tanto cuando nos enfrentamos a esta situación como durante el seguimiento de los pacientes; *b)* la necesidad de evitar un tratamiento sistémico cuando estas vasculitis están realmente localizadas en una muestra quirúrgica; y *c)* el hecho de que su carácter limitado no siempre implica un pronóstico leve. En ocasiones, como en la vasculitis aislada del sistema nervioso central, los pacientes requerirán un tratamiento inmunodepresor tan intenso como el aplicado a las formas graves de las vasculitis sistémicas.

Maria C. Cid y Roser Solans

Bibliografía

1. Hoffman GS, Weyand CM, Langford CA, Goronzy JJ, editores. Inflammatory diseases of blood vessels. 2nd ed. Blackwell Publishing Ltd.; 2012.
2. Jennette JC, Falk RJ, Andrassy K, Bacon PA, Churg J, Gross WL, *et al.* Nomenclature of systemic vasculitides: the proposal of an international consensus conference. Arthritis Rheum. 1994; 37: 187-92.
3. Jayne D. The diagnosis of vasculitis. Best Pract Res Clin Rheumatol. 2009; 23: 445-53.
4. Fries JF, Hunder GG, Bloch DA, Michel BA, Arend WP, Calabrese LH, *et al.* The American College of Rheumatology 1990 criteria for the classification of vasculitis. Summary. Arthritis Rheum. 1990; 33: 1135-6.
5. Basu N, Watts R, Bajema I, Baslund B, Bley T, Boers M, *et al.* EULAR points to consider in the development of classification and diagnostic criteria in systemic vasculitis. Ann Rheum Dis. 2010; 69: 1744-50.
6. De Vita S, Soldano F, Isola M, Monti G, Gabrielli A, Tzioufas A, *et al.* Preliminary classification criteria for the cryoglobulinaemic vasculitis. Ann Rheum Dis. 2011; 70: 1183-90.
7. Mukhtyar C, Guillevin L, Cid MC, Dasgupta B, de Groot K, Gross W, *et al.* EULAR recommendations for the management of primary small and medium vessel vasculitis. Ann Rheum Dis. 2009; 68: 310-7.
8. Mukhtyar C, Guillevin L, Cid MC, Dasgupta B, de Groot K, Gross W, *et al.* EULAR recommendations for the management of large vessel vasculitis. Ann Rheum Dis. 2009; 68: 318-23.
9. Blockmans D, Bley T, Schmidt W. Imaging for large-vessel vasculitis. Curr Opin Rheumatol. 2009; 21: 19-28.
10. Harper L, Morgan MD, Walsh M, Hoglund P, Westman K, Flossmann O, *et al.* Pulse versus daily oral cyclophosphamide for induction of remission in ANCA-associated vasculitis: long-term follow-up. Ann Rheum Dis. 2011; Epub ahead of print.
11. Ribi C, Cohen P, Pagnoux C, Mahr A, Arène JP, Puéchal X, *et al.* Treatment of polyarteritis nodosa and microscopic polyangiitis without poor-prognosis factors: a prospective randomized study of one hundred twenty-four patients. Arthritis Rheum. 2008; 58: 586-94.
12. Jones RB, Tervaert JW, Hauser T, Luqmani R, Morgan MD, Peh CA, *et al.* Rituximab versus cyclophosphamide in ANCA-associated renal vasculitis. N Engl J Med. 2010; 363: 211-20.
13. Stone JH, Merkel PA, Spiera R, Seo P, Langford CA, Hoffman GS, *et al.* Rituximab versus cyclophosphamide for ANCA-associated vasculitis. N Engl J Med. 2010; 363: 221-32.
14. De Vita S, Quartuccio L, Isola M, Mazzaro C, Scaini P, Lenzi M, *et al.* A randomized, controlled trial of rituximab for treatment of severe cryoglobulinemic vasculitis. Arthritis Rheum. 2011; Epub ahead of print.
15. Flossmann O, Berden A, de Groot K, Hagen C, Harper L, Heijl C, *et al.* Long-term patient survival in ANCA-associated vasculitis. Ann Rheum Dis. 2011; 70: 488-94.
16. Heijl C, Harper L, Flossmann O, Stücker I, Scott DG, Watts RA, *et al.* Incidence of malignancy in patients treated for antineutrophil cytoplasm antibody-associated vasculitis: follow-up data from European Vasculitis Study Group clinical trials. Ann Rheum Dis. 2011; 70: 1415-21.
17. Walsh M, Floßmann O, Berden A, Westman K, Höglund P, Stegeman C, *et al.* Risk factors for relapse of ANCA associated vasculitis. Arthritis Rheum. 2012; 64: 542-8.

Capítulo 1

Arteritis de células gigantes y enfermedad de Takayasu

M.A. González-Gay,[1] J. Rueda,[1] T. Pina[2]

[1] Servicio de Reumatología
Hospital Universitario Marqués de Valdecilla, IFIMAV
Santander

[2] Sección de Reumatología
Hospital de Torrevieja
Alicante

Dirección para correspondencia
Dr. Miguel Ángel González-Gay Mantecón
miguelaggay@hotmail.com

Introducción

La arteritis de células gigantes, también llamada arteritis temporal o arteritis de Horton, es la forma de vasculitis sistémica más frecuente en Europa y Norteamérica.[1] Afecta a vasos de mediano y sobre todo de gran calibre, con predilección por las arterias del arco aórtico que irrigan sobre todo territorios extracraneales, entre ellas la arteria temporal, rama de la carótida externa. La arteritis de células gigantes y la polimialgia reumática están estrechamente relacionadas. Ambos procesos con frecuencia concurren en un mismo individuo, sin que se conozca la causa de dicha asociación. Las dos enfermedades son de etiología desconocida, se dan con más frecuencia en la raza blanca, afectan de forma casi exclusiva a personas mayores de 50 años y predominan en las mujeres. Los glucocorticoides siguen siendo el tratamiento de elección en ambas.[2]

1 Epidemiología

La incidencia de arteritis de células gigantes aumenta con la edad y tiene su pico máximo entre los 70 y los 80 años. Es más común en los países escandinavos y en el norte de Estados Unidos, donde la población es básicamente de origen nórdico. La tasa de incidencia anual en los mayores de 50 años en estas regiones es, en general, mayor de 17/100.000. En el sur de Europa es igual o inferior a 12/100.000. En la población negra y asiática la incidencia es sensiblemente inferior.

La incidencia de la polimialgia reumática también es mayor en los países escandinavos y en los descendientes de originarios de estos países, y menor en el sur de Europa. Así, la tasa de incidencia anual en los mayores de 50 años en Lugo es de 18,7/100.000, mientras que en Göteborg, Suecia, es de 50/100.000 y en Ribe County, Dinamarca, es de 68,3/100.000.

La arteritis de células gigantes y la polimialgia reumática se dan con más frecuencia en las mujeres, con una proporción de 3:1 en los países nórdicos. Esta relación es menor en los países del sur de Europa.[1]

2   Etiología

La causa de la arteritis de células gigantes y de la polimialgia reumática es desconocida. Hay evidencias que sugieren una susceptibilidad genética que, unida a factores de riesgo ambiental, pueden contribuir al desarrollo de la enfermedad. El predominio de la arteritis de células gigantes y de la polimialgia reumática en la raza blanca, y la tendencia a presentarse con más frecuencia en individuos de la misma familia, indican una predisposición genética. En la polimialgia reumática encontramos una asociación variable con distintos alelos HLA-DRB1, tales como el HLA-DRB1*13/14 y el HLA-DRB1*01. Diferentes investigaciones asocian la arteritis de células gigantes con alelos HLA-DRB1*04, así como con polimorfismos del factor de necrosis tumoral (TNF).[3] Una asociación interesante es la de una variante funcional del factor de crecimiento vascular del endotelio con complicaciones isquémicas graves en la arteritis de células gigantes.[4] Entre los factores ambientales, los agentes infecciosos han sido muy estudiados. En Dinamarca, Elling *et al.*[4] describieron fluctuaciones simultáneas de la incidencia de arteritis de células gigantes y de polimialgia reumática en relación con picos epidémicos de *Mycoplasma pneumoniae,* parvovirus B19 (PVB19) y *Chlamydophila pneumoniae.* Duhaut[5] en Francia y Gabriel *et al.*[5] en Rochester (Minnesota, Estados Unidos) han sugerido una asociación de la arteritis de células gigantes con el virus parainfluenza tipo 1 y el PVB19, respectivamente.[1,4,6] En la población de Olmsted County (Minnesota), Salvarani *et al.*[7] observaron un patrón cíclico y regular en la tasa de incidencia de arteritis de células gigantes. Estos autores observaron picos de incidencia cada 7 años aproximadamente. Tal patrón cíclico de incidencia no se ha encontrado en las otras grandes series publicadas, entre ellas la serie española de Galicia.[1] Estudios mediante reacción en cadena de la polimerasa no han podido confirmar la asociación entre la presencia de PVB19, *C. pneumoniae* o virus herpes en biopsias de arteria temporal y la evidencia histológica en dichas muestras de una arteritis de células gigantes.[1,8] También se ha descrito una distribución estacional de la arteritis de células gigantes. En Suecia[9] se han encontrado picos de incidencia en otoño e invierno, mientras que en Israel[10] se han observado en primavera y verano. Algunos estudios han sugerido la asociación de arteritis de células gigantes con el consumo de tabaco.[1]

3   Patogenia

En el modelo patogénico de arteritis de células gigantes, un antígeno de la pared arterial desencadena una reacción inflamatoria con producción de citocinas.[11] Ello da lugar a una rápida hiperplasia concéntrica de la íntima, fibrosis y fenómenos protrombóticos que llevan a la oclusión del vaso. En este proceso, las células dendríticas, localizadas entre la adventicia y la capa media de las arterias de mediano y gran calibre, desempeñan un papel principal.[12] Estas células expresan *toll-like receptor* 4 (TLR-4). Los ligandos de TLR-4 las activan e inducen su diferenciación en células efectoras productoras de citocinas.[13] Estas células diferenciadas expresan CD83 y CD86, y liberan interleucina (IL) 8 para reclutar células T. Las células T activadas sufren una expansión clonal y producen interferón gamma (IFN-γ), que induce la migración y la diferenciación de macrófagos y la formación de células gigantes. En la adventicia los macrófagos producen citocinas proinflamatorias, como IL-1 e IL-6. En las capas media e íntima producen metaloproteinasas y oxido nítrico, que dañan la pared del vaso y provocan la degradación de la lámina elástica interna. Mientras que la IL-1 y la IL-6 están implicadas en la patogenia de la arteritis de células gigantes y de la polimialgia reumática, el IFN-γ parece tener un papel diferencial en la arteritis de células gigantes. Los pacientes con síntomas isquémicos craneales, incluida la isquemia ocular, presentan un alto grado de transcripción de IFN-γ. Hasta en un 70 % de las biopsias de arteria temporal de pacientes con arteritis de células gigantes se encuentra expresión de IFN-γ. En las biopsias de arteria temporal de pacientes con polimialgia reumática sin arteritis de células gigantes no se aprecia dicha expresión.[11]

4 Anatomía patológica

Histológicamente la arteritis de células gigantes se caracteriza por una rotura de la lámina elástica interna de la pared vascular. Junto a esta rotura hay un infiltrado inflamatorio crónico compuesto en su mayor parte por células T y macrófagos. El 70-90 % de las células T son linfocitos CD4+. La lesión inflamatoria se distribuye típicamente de forma segmentaria y puede constituir infiltrados difusos o formar granulomas, así como alternar focos inflamatorios con otros libres de la enfermedad (véase la figura 1). En la polimialgia reumática el estudio anatomopatológico es inespecífico y no aporta información relevante para el diagnóstico. En algunos pacientes con alteraciones en la resonancia magnética (RM) se han hecho biopsias sinoviales y los hallazgos han sido poco relevantes y caracterizados principalmente por un predominio de macrófagos y de células T infiltrando la vaina sinovial. La mayoría de las células T se tipificaron como CD4+.[1]

5 Manifestaciones clínicas

Casi todos los pacientes con polimialgia reumática se presentan de forma aguda, con un cuadro de dolor y rigidez matinal que afecta a la musculatura de la región cervical y las cinturas escapular y pelviana. La afectación de la cintura escapular se da en el 75-99 %

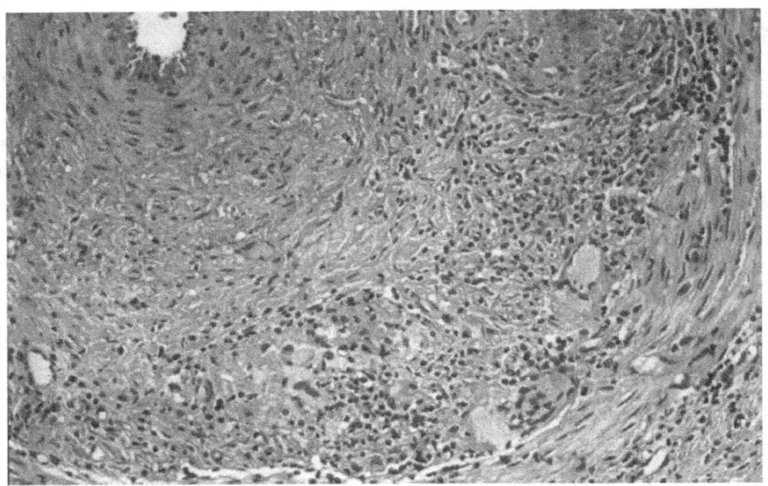

Figura 1. Detalle anatomopatológico de una biopsia de arteria temporal con arteritis de células gigantes.

de los casos, mientras que el cuello y la cintura pelviana se ven afectados con menos frecuencia (50-90 %).[2,14] El dolor es tan intenso que los pacientes pueden ser incapaces de levantarse de una silla, de la cama o de vestirse o asearse por sí solos. De forma típica tienen sensación de rigidez matinal que dura más de 30 minutos y en ocasiones todo el día. Hasta un 40 % de los pacientes pueden asociar un cuadro constitucional con febrícula o fiebre, astenia, anorexia y pérdida de peso.[14] Una fiebre alta debe hacernos pensar en la coexistencia de una arteritis de células gigantes. Hasta un 25 % pueden presentar una artritis periférica que afecte predominantemente a las rodillas y los tobillos, con un patrón asimétrico.[15] En un 3 % de los casos se ha documentado una tenosinovitis periférica. Si hay afectación articular y tendinosa periférica es preciso realizar el diagnóstico diferencial con RS3PE *(remitting seronegative symmetrical synovitis with pitting edema)*, que se da en el 12 % de los pacientes con polimialgia reumática. Un 14 % asocian un síndrome del túnel del carpo.[15] El hallazgo exploratorio más llamativo es el no poder elevar de manera activa los brazos por encima de los hombros, mientras que la movilidad pasiva y la exploración de la fuerza son normales. El dolor a la palpación de las masas musculares, sobre todo el deltoides o el bíceps, se observa en menos del 20 % de los casos.

La mayoría de los pacientes con arteritis de células gigantes comienzan con clínica de forma insidiosa en semanas o meses, durante los cuales los síntomas van siendo cada vez más intensos. En ocasiones pueden empezar con una complicación isquémica aguda, como la pérdida de visión. De forma esquemática podemos dividir los síntomas de los pacientes con arteritis de células gigantes en tres grupos: *1)* síntomas de polimialgia reumática, presentes hasta en un 50 % de los casos; *2)* síntomas constitucionales, con fiebre, astenia, anorexia y pérdida de peso, presentes hasta en dos tercios de los casos;

y *3)* síntomas arteríticos.[16] La afectación de las arterias craneales es la causa de los síntomas más frecuentes en la arteritis de células gigantes, entre los cuales la cefalea es el más común (70-90 % de los casos). Suele ser una cefalea continua e intensa, de reciente comienzo, que no mejora con analgesia, de localización bitemporal o parietotemporal.[13] Hasta en la mitad de los casos se asocia hipersensibilidad al tacto del cuero cabelludo, que en general se manifiesta como dolor o molestia al peinarse.[14] Otras manifestaciones son la claudicación mandibular, lingual y de los músculos de la deglución.[16] Se han descrito casos de necrosis del cuero cabelludo y de la lengua.[14] La incidencia de ceguera varía de unas series a otras, oscilando por lo general entre un 5 % y un 15 % de los casos. Esta ceguera puede ser unilateral o bilateral, habitualmente debida a neuritis óptica isquémica anterior.[17] En alrededor de la mitad de los casos va precedida por episodios de pérdida de visión transitoria durante unos segundos o pocos minutos. Es más raro encontrar diplopía por afectación de la musculatura ocular extrínseca, que no suele conllevar un pronóstico tan grave en cuanto al riesgo de desarrollar una ceguera irreversible. La afectación neurológica más típica es la aparición de accidentes vasculares cerebrales. Al contrario que en la población normal, la frecuencia de ictus en el territorio vertebrobasilar es mayor o igual a la observada en el territorio carotídeo.[18] Algunos autores[18] opinan que la producción de este episodio vascular durante el período de tiempo entre el momento del diagnóstico y 6 semanas después del inicio del tratamiento es la causa más común de muerte precoz en la arteritis de células gigantes. Más raramente se presentan casos de demencia multiinfarto. En un estudio prospectivo se demostró una alta frecuencia de disfunción audiovestibular en pacientes con arteritis de células gigantes que revertía con el tratamiento.[19] Hasta un 25 % de los pacientes con arteritis de células gigantes puede presentar una afectación extracraneal de grandes vasos, que suele manifestarse como aneurismas de aorta torácica y abdominal,[20] y estenosis de grandes vasos, sobre todo de los miembros superiores.[16] Finalmente, también puede haber casos de arteritis temporal sin clínica vascular evidente, cuyo pronóstico es más benigno.[16] Al explorar a un paciente con arteritis de células gigantes con frecuencia encontramos unas arterias temporales engrosadas, tortuosas y dolorosas a la palpación, con pulso disminuido o ausente (véase la figura 2). Algunos pacientes pueden presentar carotidinia. La presencia de un soplo aórtico o de un soplo o claudicación en los brazos debe hacernos sospechar la afectación de un gran vaso.

6 Pruebas de laboratorio

En la arteritis de células gigantes la velocidad de sedimentación globular (VSG), al igual que otros reactantes de fase aguda, está elevada de manera significativa en más de un 95 % los casos.[21] Una VSG baja no debe excluir la posibilidad de una arteritis de células gigantes, y si la sospecha clínica es firme debería realizarse una biopsia de la arteria temporal. En

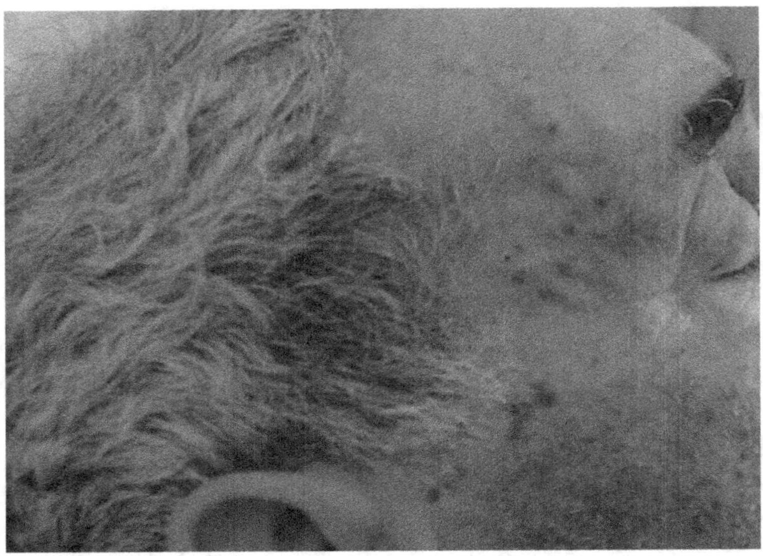

Figura 2. Paciente con arteritis de células gigantes. Detalle de la arteria temporal engrosada y tortuosa.

un 20 % de los pacientes puede observarse una ligera elevación de las pruebas de función hepática, y es frecuente encontrar anemia y trombocitosis. En la polimialgia reumática las alteraciones analíticas son bastante similares a las descritas en la arteritis de células gigantes.[11] Es importante considerar que aunque una VSG superior a 40-50 mm en la primera hora se considera un criterio de clasificación para la polimialgia reumática y la arteritis de células gigantes, en algunas series se han descrito[22] pacientes con una VSG más baja.

7   Diagnóstico

El diagnóstico definitivo de arteritis de células gigantes viene dado por la biopsia de la arteria temporal.[23] Años atrás se consideró que la ecografía de la arteria temporal podría reemplazar a la biopsia para llegar a un diagnóstico de esta vasculitis en los pacientes con manifestaciones típicas.[24] Sin embargo, el hallazgo ecográfico más específico (el signo del halo) no mejoró la precisión diagnóstica de una meticulosa exploración física de las arterias temporales. Por ello, la exploración de las arterias temporales para la realización de una biopsia es fundamental. La biopsia debe hacerse siempre que haya algún dato, clínico o exploratorio, que haga sospechar una arteritis de células gigantes. Es aconsejable una biopsia de al menos 2-3 cm del lado con mayores síntomas o de donde la exploración encuentre hallazgos anormales. El tamaño de la biopsia se justifica porque la afectación de la pared vascular en la arteritis de células gigantes es segmentaria. Si la sospecha de arteritis de células gigantes es fundada y la biopsia de la arteria temporal es normal,

<table>
<tr><td>

- Edad mayor o igual a 50 años
- Velocidad de sedimentación globular mayor o igual a 50 mm en la primera hora
- Cefalea de reciente comienzo o distinta de la habitual
- Arteria temporal anormal en la exploración
- Biopsia positiva

Para la clasificación se necesitan al menos tres de los cinco criterios (sensibilidad y especificidad mayores del 90 %).

</td></tr>
</table>

Tabla 1. Criterios del American College of Rheumatology de 1990 para la clasificación de la arteritis de células gigantes.[27]

debe considerarse realizar una biopsia de la arteria temporal contralateral. Una segunda biopsia aumenta en un 10 % la incidencia de arteritis de células gigantes con biopsia probada. Además, la negatividad de esta segunda biopsia no excluye definitivamente el diagnóstico de arteritis de células gigantes. La biopsia debería hacerse tan pronto como sea posible, y su realización no justifica un retraso en el inicio del tratamiento, sobre todo en aquellos pacientes con alto riesgo de ceguera. De igual manera, el inicio del tratamiento no justifica la no realización de la biopsia, ya que ésta puede ser diagnóstica hasta 15 días después de iniciado el tratamiento.

Además de la ecografía de la arteria temporal, otras técnicas como la angiografía por RM (angio-RM) o la tomografía por emisión de positrones con ^{18}F-fluorodesoxiglucosa (^{18}F-FDG-PET) pueden demostrar la presencia de arteritis de grandes vasos.[25,26] Así, la ^{18}F-FDG-PET ha detectado arteritis de grandes vasos en algunos pacientes que se presentan con fiebre de origen desconocido y como formas atípicas de arteritis de células gigantes, incluyendo también casos en que la biopsia es negativa y se sospecha esta vasculitis.[26]

Los criterios del American College of Rheumatology de 1990 para la arteritis de células gigantes (véase la tabla 1) son criterios de clasificación, no de diagnóstico, y permiten considerar la posibilidad de esta vasculitis en casos con biopsia negativa.[27] Sin embargo, en algunos casos estos criterios pueden llevar a diagnosticar erróneamente una arteritis de células gigantes en pacientes de edad avanzada con una VSG elevada por otras causas no vasculíticas, como cáncer o infecciones. No hay ninguna prueba ni dato clínico patognomónico de polimialgia reumática. De forma empírica se han formulado diversos criterios diagnósticos para esta enfermedad. En la tabla 2 se describen los que nos parecen más útiles.[28] Para considerar el diagnóstico de polimialgia reumática es indispensable que la duración de los síntomas sea superior a un mes, ya que diferentes procesos virales pueden simular una polimialgia reumática en el anciano. Además de la frecuente asociación con la arteritis de células gigantes, a veces diversas enfermedades pueden cursar con un cuadro polimiálgico. La artritis reumatoide de comienzo en el anciano, el lupus eritematoso sistémico y la polimiositis pueden cursar también con clínica polimiálgica.[29] Otros cuadros que pueden simular una polimialgia reumática son las enfermedades infecciosas

> - Edad mayor o igual a 50 años
> - Velocidad de sedimentación globular mayor o igual a 40 mm en la primera hora
> - Al menos un mes con afectación de dos de las tres siguientes regiones:
>   - Cervical (torso y región cervical)
>   - Cintura escapular (hombros y caras proximales de los brazos)
>   - Cintura pélvica (caderas y regiones proximales de los muslos)
> - Respuesta a una dosis inferior o igual a 20 mg de prednisona en siete días o menos
> - Exclusión de otros procesos: infecciosos (endocarditis), tumorales (mieloma) y enfermedades metabólicas (hipotiroidismo)

Tabla 2. Criterios de Chuang et al.[28] *para el diagnóstico de polimialgia reumática.*

y las neoplasias, fundamentalmente el mieloma.[29] La biopsia de la arteria temporal debe realizarse en los pacientes con polimialgia reumática cuando haya algún dato, clínico o exploratorio, que haga sospechar una arteritis de células gigantes, o si la respuesta al tratamiento no ha sido adecuada. En la figura 3 se describe el tratamiento de un paciente que se presenta con síntomas polimiálgicos.

8   Pronóstico

En la arteritis de células gigantes y en la polimialgia reumática son frecuentes las recidivas. Hasta un 41 % de los pacientes con arteritis de células gigantes y un 23 % de los de polimialgia reumática recidivan.[14,30] El pronóstico de la arteritis de células gigantes viene dado por las complicaciones vasculares. La presencia de factores de riesgo para aterosclerosis previamente al inicio de la vasculitis, en especial de hipertensión arterial, incrementa el riesgo de desarrollar complicaciones isquémicas graves.[31] Los episodios transitorios de pérdida de visión constituyen el factor predisponente más importante para el desarrollo de ceguera definitiva.[17] Otro factor que influye en el desarrollo de ceguera permanente es la demora con que se instaure el tratamiento esteroideo una vez ocurrida la pérdida de visión. Transcurridas 24 horas, la probabilidad de recuperación es escasa. Otra complicación de la arteritis de células gigantes que condiciona un aumento de la mortalidad son los accidentes vasculares cerebrales.[18] El desarrollo de infartos cerebrales, en especial en el territorio vertebrobasilar, en las primeras semanas después del diagnóstico de arteritis de células gigantes, aumenta el riesgo de mortalidad precoz derivada de esta vasculitis. Se ha demostrado que los pacientes con una importante reacción inflamatoria, manifestada por la presencia de anemia, presentan una mayor respuesta vascular de neoangiogénesis. Estos pacientes tienen menos fenómenos isquémicos irreversibles en comparación con aquellos con arteritis de células gigantes que manifiestan una respuesta inflamatoria leve o moderada. Por lo tanto, una hemoglobina baja en un paciente con arteritis de células gigantes podría

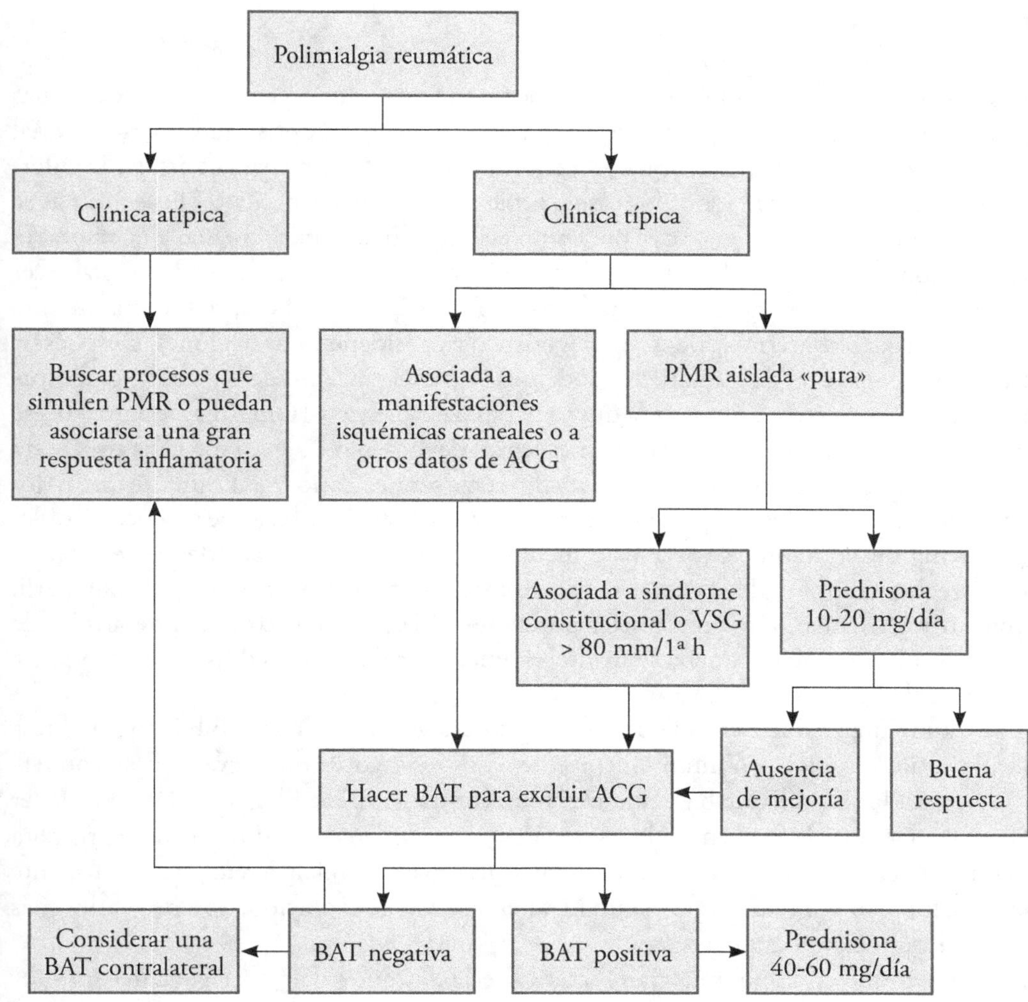

PMR: polimialgia reumática; ACG: arteritis de células gigantes; BAT: biopsia de la arteria temporal.

Figura 3. Tratamiento del paciente con sospecha de polimialgia reumática.

ser un factor predictivo negativo para el desarrollo de manifestaciones isquémicas graves.[16] A pesar de las complicaciones antes descritas, la supervivencia a largo plazo de los pacientes con arteritis de células gigantes no resulta muy diferente de la observada en la población de su misma edad y sexo.[1] Aunque pueden producirse recaídas al reducir la pauta de glucocorticoides, el pronóstico de la polimialgia reumática es bueno. Estudios en diferentes poblaciones han confirmado que la supervivencia en los pacientes con polimialgia reumática no es menor que la esperada en las personas de su misma edad.[1]

9 Tratamiento

Los glucocorticoides continúan siendo el tratamiento de elección en la arteritis de células gigantes y en la polimialgia reumática.[14] En esta última, una dosis única diaria matinal de entre 10 y 20 mg de prednisona o su equivalente es suficiente para controlar la enfermedad en prácticamente todos los casos. En la mayoría de los pacientes los síntomas se resuelven de forma completa o casi por completo en menos de una semana. Una respuesta rápida, con resolución de los síntomas en menos de 72 horas, puede ayudar a establecer el diagnóstico. La ausencia de respuesta con dosis de 20 mg/día de prednisona durante una semana debe hacernos dudar del diagnóstico y considerar otras opciones. Después de tres o cuatro semanas de tratamiento podemos iniciar el descenso de la dosis de glucocorticoides a un ritmo de 2,5 mg cada dos semanas hasta llegar a 10 mg/día. A partir de ese momento descenderemos a un ritmo más lento, del orden de 1 a 2,5 mg cada mes hasta suspender el tratamiento. Por término medio suele ser necesario tratar durante uno o dos años. No obstante, algunos pacientes necesitan mantener dosis bajas de glucocorticoides (2,5-5 mg/día) durante varios años o incluso de forma indefinida. Además, es preciso un estrecho control de los factores de riesgo cardiovascular (hipertensión arterial, perfil lipídico y glucemia), así como iniciar precozmente la profilaxis contra el desarrollo de osteoporosis. En caso de recaída se aconseja aumentar la dosis de prednisona hasta aquella con la cual el enfermo estaba asintomático.

Para intentar reducir el uso de glucocorticoides y evitar su comorbilidad se han realizado varios estudios con inmunodepresores. Los resultados con metotrexato y con fármacos anti-TNF (infliximab y etanercept) son contradictorios. El metotrexato podría ser eficaz para reducir la frecuencia de las recaídas y la cantidad de prednisona necesaria para mantener la remisión. Los anti-TNF no son útiles en la polimialgia reumática de reciente comienzo, pero podrían ocupar algún lugar en la de larga evolución. Son necesarios más estudios que aclaren estos aspectos.

Al igual que en la polimialgia reumática, en la arteritis de células gigantes los glucocorticoides siguen siendo el tratamiento de elección por su capacidad para controlar rápidamente los síntomas y evitar las complicaciones isquémicas, incluyendo la ceguera. Se recomienda una dosis total de 40-60 mg/día, en toma única diaria matinal o bien en dosis divididas, durante tres a cuatro semanas.[14,23] En los pacientes con manifestaciones isquémicas graves, como pérdida de visión, accidente vascular cerebral o claudicación vascular de miembros de reciente comienzo, se aconseja tratamiento intravenoso con metilprednisolona a dosis de 1 g al día durante tres días, seguido de 60 mg/día de prednisona durante tres a cuatro semanas.[17] Transcurridas las tres o cuatro primeras semanas de tratamiento debemos hacer un descenso lento de los glucocorticoides, a un ritmo de 5 mg cada dos a cuatro semanas hasta llegar a 25 mg/día. A partir de ese momento reduciremos a un ritmo de 2,5 mg cada dos a cuatro semanas hasta llegar a 10 mg/día. A partir de entonces se reducen 2,5 mg cada dos meses. Suele ser necesario tratar de dos a cuatro años. En los pacientes que precisan mantener una dosis alta de glucocorticoides puede considerarse añadir un inmunodepresor. Un metaanálisis de tratamiento adyuvante con metotrexato demostró una reducción del riesgo de primera recaída del 35 % y de segunda recaída del 51 %. El metotrexato no redujo las complicaciones asociadas a la toma de glucocorticoides, a pesar de reducir su dosis acumulada.[32] En aquellos casos en que el metotrexato esté contraindicado o no se tolere, la azatioprina puede ser una alternativa. Los ensayos clínicos con anti-TNF no han mostrado eficacia en los casos incidentes. Sin embargo, estos fármacos podrían ser eficaces en casos resistentes de larga duración. Se han publicado[33] varias series de casos con tocilizumab (anticuerpo monoclonal contra el receptor de IL-6) en arteritis de células gigantes y polimialgia reumática, con muy buenos resultados. Es un fármaco prometedor para futuros ensayos clínicos. Se aconseja que los pacientes con arteritis de células gigantes reciban dosis bajas de ácido acetilsalicílico (75-125 mg/día) para reducir el riesgo de episodios isquémicos graves. De igual manera, todos los pacientes con arteritis de células gigantes deberían recibir profilaxis para la osteoporosis con suplementos de calcio, vitamina D y un bisfosfonato.

ARTERITIS DE TAKAYASU

Introducción

La arteritis de Takayasu es una vasculitis crónica granulomatosa de causa desconocida que afecta de forma predominante a los vasos de gran calibre, principalmente la aorta y sus ramas principales, así como a la arteria pulmonar. Debe su nombre al profesor Mikito Takayasu, quien en 1905 describió el primer caso.[34]

1   Epidemiología

Es una enfermedad de distribución mundial, pero con marcadas diferencias geográficas. Es más prevalente en los países asiáticos, de Oriente Próximo y América Central y del Sur. La frecuencia más alta la encontramos en Japón, con una prevalencia de 1/3000 en estudios de autopsia, y 150-200 casos incidentes por año. La incidencia anual en Reino Unido en los menores de 40 años es de 0,3 casos por millón, en Alemania es de 1 por millón, en Suecia de 1,2 por millón y en Estados Unidos de 2,6 por millón.[35-39] La mayoría de los datos publicados proceden de las regiones con mayor incidencia. Los datos europeos son escasos y corresponden a casos aislados, alguna pequeña serie de casos y dos grandes series retrospectivas, una italiana y otra francesa.[40,41] Uno de los rasgos epidemiológicos más característicos es su predominio en las mujeres, que en las series europeas suponen alrededor de un 80 % de los casos. No obstante, la proporción mujer:hombre varía notablemente entre las diferentes series publicadas, entre 29:1 y 1,2:1. La proporción más baja la encontramos en las series de India, Israel y Tailandia. Clásicamente se ha hablado de un gradiente decreciente este-oeste en el cociente mujer:hombre, pero las series italiana y francesa contradicen esta creencia. En cuanto a la edad, de forma clásica se ha dicho que la enfermedad suele manifestarse antes de los 40 años, en general entre la segunda y la tercera décadas de la vida. La serie italiana puso de manifiesto que un 17 % empezaba después de los 40 años y un 10 % después de los 50 años. En la serie francesa esos porcentajes fueron del 32 % y el 18 %, respectivamente. Es más, en casi un 5 % de los casos la enfermedad se manifestó después de los 60 años de edad.[40] Estos datos sugieren que en algunos pacientes con diagnóstico de arteritis de células gigantes debería plantearse el diagnóstico diferencial con arteritis de Takayasu de inicio tardío. Se ha descrito la asociación de arteritis de Takayasu con procesos infecciosos por el VHC y el virus de la inmunodeficiencia humana, así como con espondiloartropatías inflamatorias y enfermedad inflamatoria intestinal.

2 Manifestaciones clínicas

De forma clásica se han definido tres estadios evolutivos en el cuadro clínico de la enfermedad:

- Una fase inicial en la que predominaría un cuadro constitucional con fiebre, astenia, anorexia y pérdida de peso.
- Una segunda fase, meses o años más tarde, en la cual predomina el proceso inflamatorio del vaso y que daría lugar a la formación de aneurismas y estenosis u oclusión vascular. Aparecen entonces síntomas de isquemia, con palidez, frialdad y claudicación vascular de miembros.
- Y una fase tardía o «quemada» *(burnt-out)* con predominio de las lesiones vasculares establecidas, secuela del proceso inflamatorio.

Lo cierto es que sólo un 30 % de los pacientes presenta síntomas sistémicos en el inicio de la enfermedad y un 10 % adicional durante la evolución de ésta. En torno a un 60 % de los pacientes nunca presentarán síntomas sistémicos. Hasta en un 20 % se da un cuadro monofásico con superposición de las fases. Además, está en entredicho la existencia de una fase «quemada» o de secuelas. Hasta un 60 % de los pacientes supuestamente en dicha fase presentan nuevas lesiones vasculares en estudios angiográficos seriados, y hasta un 50 % de los que están en remisión y se someten a cirugía presenta lesiones inflamatorias activas en el estudio anatomopatológico. Es por ello que la división en estadios evolutivos no es fiel a la realidad. El cuadro clínico es muy variado y en gran parte resultado de la isquemia de órganos y miembros por la estenosis arterial progresiva.[40,42] Más del 90 % presentará algún signo o síntoma vascular durante su evolución. El patrón de afectación más frecuente en los estudios angiográficos en población europea es el tipo V de la clasificación de Hata (afección simultánea de aorta ascendente, arco aórtico y sus ramas, aorta torácica, aorta abdominal o arteria renal). Es también el patrón más frecuente en Estados Unidos, México, Brasil, Japón, Tailandia e India. La lesión vascular que se encuentra con más frecuencia es la estenosis (85 %), seguida de la oclusión (55 %), y la dilatación y el aneurisma (30 %). La afectación aislada de la aorta supradiafragmática se da en el 30 % de los casos, mientras que la afectación infradiafragmática aislada es excepcional (7 %). La forma de presentación que con más frecuencia lleva al diagnóstico es la claudicación de miembros, con claro predominio de los superiores (75 %). En la exploración podemos encontrar disminución o ausencia de pulsos, palidez, hipotermia y fenómeno de Raynaud. Encontramos soplos hasta en el 80 % de los casos. La afectación neurovascular en forma de accidente isquémico transitorio o accidente vascular cerebral es la forma de presentación en casi el 7 % de los casos. El territorio carotídeo se afecta con más frecuencia que el vertebral. Hasta un 30 % presenta carotidinia, que se asocia con un cuadro biológico inflamatorio, pero no con una mayor frecuencia de fenómenos isquémicos cerebrales. Cefalea, vértigo, mareo, síncope, alteraciones visuales y convulsiones son otros síntomas que pueden presentarse. De un 30 a un 90 % de los pacientes, según las series, presentan hipertensión arterial. La asociación entre estenosis de la arteria renal e hipertensión arterial está ampliamente descrita en la arteritis de Takayasu. Sin embargo, de un 30 a un 60 % de los hipertensos no presenta estenosis de la arteria renal. En estos casos la medicación, la lesión del barorreceptor carotídeo o una pseudocoartación aórtica adquirida podrían ser la causa. Si están afectados los cuatro miembros puede ser necesario un registro central de la presión arterial. De un 20 a un 40 % presenta manifestaciones cardíacas, de las cuales la más frecuente es la afectación valvular, sobre todo aórtica. Otras manifestaciones son angina, infarto, miocarditis e insuficiencia cardíaca congestiva. La manifestación articular más frecuente son las artralgias generalizadas, presentes en un 20 a 50 % de los casos. Las manifestaciones cutáneas incluyen, entre otras, el eritema nudoso, el pioderma gangrenoso y las úlceras. Entre un 15 y un 70 % de los pacientes presentan afectación angiográfica de las arterias pulmonares, y hasta un 60 % de los que están asintomáticos muestra defectos de la perfusión en los estudios gammagráficos de ventilación/perfusión. Sólo un 10 a 20 % de los casos tienen síntomas de hipertensión pulmonar.

3 Pruebas de laboratorio

Los pacientes con arteritis de Takayasu pueden presentar una anemia de trastorno inflamatorio crónico, leucocitosis, trombocitosis y elevación de los reactantes de fase aguda. No se asocia con la presencia de anticuerpos anticitoplasma de los neutrófilos.

- Inicio de la enfermedad antes de los 40 años de edad
- Claudicación de miembros
- Pulso braquial disminuido
- Más de 10 mmHg de diferencia en la presión arterial sistólica de ambos brazos
- Soplo audible en la auscultación de las arterias subclavias o de la aorta abdominal
- Anomalías de la arteriografía: estrechamiento u oclusión, habitualmente segmentario o focal, de la aorta, sus ramas principales o grandes arterias proximales de los miembros, no debidos a aterosclerosis, displasia fibromuscular ni causas similares

Para la clasificación se necesitan al menos tres de los seis criterios (sensibilidad y especificidad mayores del 90 %).

Tabla 3. Criterios del American College of Rheumatology de 1990 para la clasificación de la arteritis de Takayasu.[44]

4 Diagnóstico

El diagnóstico se establece por la observación de lesiones características en la aorta y sus ramas tras descartar de forma razonable otras causas. El estudio anatomopatológico no suele ser viable debido a los inconvenientes para obtener la muestra. Ello hace que las pruebas de imagen sean fundamentales para el diagnóstico. La arteriografía ha sido la prueba de referencia, pero tiene notables limitaciones. Es una prueba invasiva que somete al paciente a radiación y a contraste, lo que limita su uso para monitorizar la evolución. Además, evalúa la luz arterial pero no la pared del vaso, lo que puede provocar falsos negativos en fases tempranas. Otras pruebas de imagen, como la angio-RM, la ecografía Doppler de alta resolución y la ^{18}F-FDG-PET no tienen estas limitaciones y pueden ser útiles en el diagnóstico y la monitorización.[43] No hay marcadores biológicos lo suficientemente sensibles y específicos como para establecer el diagnóstico o monitorizar la actividad de la enfermedad.

Los pacientes con arteritis de Takayasu suelen tener un retraso diagnóstico de su proceso de entre 10 y 15 meses. Este retraso es mayor aún en los casos de inicio en la edad pediátrica. Una edad menor de 15 años y una VSG <30 mm en la primera hora se han identificado como factores de riesgo independientes para un retraso diagnóstico de más de dos años. El American College of Rheumatology propuso en 1990 unos criterios de clasificación para distinguir la arteritis de Takayasu de otras formas de vasculitis (véase la tabla 3),[44] que son de aplicación en estudios de investigación. En la literatura encontramos varias propuestas de criterios diagnósticos. No obstante, los más aceptados, sin ser diagnósticos, son los criterios del colegio americano. En 2010, la European League Against Rheumatism, la Paediatric Rheumatology International Trials Organisation y la Paediatric Rheumatology European Society propusieron de forma conjunta unos criterios de clasificación para las formas pediátricas de la enfermedad (véase la tabla 4).[45]

Los reactantes de fase aguda, VSG y proteína C reactiva, no han demostrado ser útiles para la monitorización de la actividad de la enfermedad. Estos parámetros pueden ser normales hasta en un 20 % de los pacientes con enfermedad activa. Los valores de IL-6 y RANTES parecen ser más útiles, pero son determinaciones todavía no disponibles para la mayoría de los centros.

5 Pronóstico

La supervivencia a cinco años es de aproximadamente el 95 %, y a los diez años del 90 %. La mortalidad es más alta en los pacientes con mayor número total de lesiones vasculares. Éstas aumentan de forma significativa con la duración de la enfermedad y con la presencia de hipertensión arterial. Los principales factores pronósticos parecen ser la presencia de enfermedad valvular cardíaca, cardiopatía isquémica, insuficiencia cardíaca congestiva, accidente vascular cerebral, retinopatía e hipertensión renovascular. La supervivencia a los cinco y diez años con dos o más de estas complicaciones es del 70 % y del 35 %, respectivamente. La edad en el momento del diagnóstico, el sexo, las manifestaciones clínicas, los hallazgos de laboratorio, el número total de líneas de tratamiento recibidas y los antecedentes de cirugía vascular no parecen influir en la mortalidad.

6 Tratamiento

El tratamiento de elección son los glucocorticoides en una dosis inicial de 1 mg/kg al día de prednisona o equivalente (mínimo 40-60 mg/día) durante un mes, con poste-

---

- Anomalías angiográficas (arteriografía convencional, por tomografía computarizada o por resonancia magnética) consistentes en dilatación/aneurismas, estrechamiento u oclusión, o engrosamiento de la pared arterial, habitualmente segmentario o focal, de la aorta, sus ramas principales y las arterias pulmonares, no debidas a aterosclerosis, displasia fibromuscular ni causas similares
- Más uno de los cinco siguientes:
  - Déficit de pulso o claudicación
  - Discrepancia de la presión arterial sistólica en los cuatro miembros con una diferencia de más de 10 mmHg
  - Soplos audibles o frémito palpable sobre las grandes arterias
  - Hipertensión arterial
  - Elevación de los reactantes de fase aguda (velocidad de sedimentación globular o proteína C reactiva)

Tabla 4. Criterios EULAR/PRINTO/PRES de 2010 para la clasificación de la arteritis de Takayasu infantil.[45]

rior descenso progresivo.[46] Durante el seguimiento, el porcentaje de pacientes que necesita otro inmunodepresor para mantener controlada la enfermedad asciende al 50 % en la población europea y hasta el 75 % en la de Estados Unidos. Entre los inmunodepresores que se han utilizado se encuentran la azatioprina, el metotrexato, el micofenolato, la ciclofosfamida y los fármacos anti-TNF. Todos han sido eficaces en cierta medida, pero no hay ensayos clínicos controlados que aporten información fiable. Por ello, no puede establecerse una recomendación acerca de qué inmunodepresor utilizar en los casos de fallo de los glucocorticoides. La cirugía vascular y la angioplastia transluminal percutánea están indicadas en las estenosis con repercusión clínica y hemodinámica, en la enfermedad valvular cardíaca y en los grandes aneurismas con riesgo de rotura.

Bibliografía

1. González-Gay MA, Vázquez-Rodríguez TR, López-Díaz MJ, Miranda-Filloy JA, González-Juanatey C, Martín J, *et al*. Epidemiology of giant cell arteritis and polymyalgia rheumatica. Arthritis Rheum. 2009; 61: 1454-61.
2. González-Gay MA. Giant cell arteritis and polymyalgia rheumatica: two different but often overlapping conditions. Semin Arthritis Rheum. 2004; 33: 289-93.
3. González-Gay MA, Amoli MM, García-Porrua C, Ollier WE. Genetic markers of disease susceptibility and severity in giant cell arteritis and polymyalgia rheumatica. Semin Arthritis Rheum. 2003; 33: 38-48.
4. Elling P, Olsson AT, Elling H. Synchronous variations of the incidence of temporal arteritis and polymyalgia rheumatica in different regions of Denmark; association with epidemics of Mycoplasma pneumoniae infection. J Rheumatol. 1996; 23: 112-9.
5. Duhant P, Bosshard S, Calvet A, Pinede L, Demolombe-Rague S, Dumontet C, *et al*. Giant cell arteritis, polymyalgia rheumatica, and viral hypotheses: a multicenter, prospective case-control study. Groupe de Recherche sur l'Arterite a Cellules Geantes. J Rheumatol. 1999; 26: 361-9.
6. Gabriel SE, Espy M, Erdman DD, Bjornsson J, Smith TF, Hunder GG. The role of parvovirus B19 in the pathogenesis of giant cell arteritis: a preliminary evaluation. Arthritis Rheum. 1999; 42: 1255-8.
7. Salvarani C, Gabriel SE, O'Fallon WM. The incidence of giant cell arteritis in Olmsted County, Minnesota: apparent fluctuations in a cyclic pattern. Ann Intern Med. 1995; 123: 192-4.
8. Salvarani C, Farnetti E, Casali B, Nicoli D, Wenland L, Bajocchi G, *et al*. Detection of parvovirus B19 DNA by polymerase chain reaction in giant cell arteritis: a case-control study. Arthritis Rheum. 2002; 46: 3099-101.
9. Petursdottir V, Johansson H, Nordborg E, Nordborg C. The epidemiology of biopsy-positive giant cell arteritis: special reference to cyclic fluctuations. Rheumatology (Oxford). 1999; 38: 1208-12.
10. Bas-Lando M, Breuer GS, Berkun Y, Mates M, Sonnenblick M, Nesher G. The incidence of giant cell arteritis in Jerusalem over a 25-year period: annual and seasonal fluctuations. Clin Exp Rheumatol. 2007; 25 (Suppl 44): S15-7.
11. Weyand CM, Goronzy JJ. Giant-cell arteritis and polymyalgia rheumatica. Ann Intern Med. 2003; 139: 505-15.
12. Weyand CM, Ma-Krupa W, Pryshchep O, Gröschel S, Bernardino R, Goronzy JJ. Vascular dendritic cells in giant cell arteritis. Ann NY Acad Sci. 2005; 1062: 195-208.
13. Pryshchep O, Ma-Krupa W, Younge BR, Goronzy JJ, Weyand CM. Vessel-specific Toll-like receptor profiles in human medium and large arteries. Circulation. 2008; 118: 1276-84.

14. Salvarani C, Cantini F, Boiardi L, Hunder GG. Polymyalgia rheumatica and giant-cell arteritis. N Engl J Med. 2002; 347: 261-71.

15. Salvarani C, Gabriel S, Hunder GG. Distal extremity swelling with pitting edema in polymyalgia rheumatica. Report on nineteen cases. Arthritis Rheum. 1996; 39: 73-80.

16. González-Gay MA, Barros S, López-Díaz MJ, García-Porrúa C, Sánchez-Andrade A, Llorca J. Giant cell arteritis: disease patterns of clinical presentation in a series of 240 patients. Medicine (Balt). 2005; 84: 269-76.

17. González-Gay MA, García-Porrua, Llorca J, Hajeer AH, Brañas F, Dababneh A, *et al.* Visual manifestations of giant cell arteritis: trends and clinical spectrum in 161 patients. Medicine (Balt). 2000; 79: 283-92.

18. González-Gay MA, Vázquez-Rodríguez TR, Gómez-Acebo I, Pego-Reigosa R, López-Díaz MJ, Vázquez-Triñanes MC, *et al.* Strokes at time of disease diagnosis in a series of 287 patients with biopsy-proven giant cell arteritis. Medicine (Balt). 2009; 88: 227-35.

19. Amor-Dorado JC, Llorca J, García-Porrua C, Costa C, Pérez-Fernández N, González-Gay MA. Audiovestibular manifestations in giant cell arteritis: a prospective study. Medicine (Balt). 2003; 82: 13-26.

20. González-Gay MA, García-Porrúa C, Piñeiro A, Pego-Reigosa R, Llorca J, Hunder GG. Aortic aneurysm and dissection in patients with biopsy-proven giant cell arteritis from northwestern Spain: a population-based study. Medicine (Balt). 2004; 83: 335-41.

21. González-Gay MA, López-Díaz MJ, Barros S, García-Porrúa C, Sánchez-Andrade A, Paz-Carreira J, *et al.* Giant cell arteritis: laboratory tests at the time of diagnosis in a series of 240 patients. Medicine (Balt). 2005; 84: 277-90.

22. Salvarini C, Hunder GG. Giant cell arteritis with low erythrocyte sedimentation rate: frecuency of occurence in a population-based study. Arthritis Rehum. 2001; 45: 140-5.

23. González-Gay MA. The diagnosis and management of patients with giant cell arteritis. J Rheumatol. 2005; 32: 1186-8.

24. Schmidt WA, Kraft HE, Vorpahl K, Völker L, Gromnica-Ihle EJ. Color duplex ultrasonography in the diagnosis of temporal arteritis. N Engl J Med. 1997; 337: 1336-42.

25. Bley TA, Wieben O, Uhl M, Thiel J, Schmidt D, Langer M. High-resolution MRI in giant cell arteritis: imaging of the wall of the superficial temporal artery. Am J Roentgenol. 2005; 184: 283-7.

26. de Leeuw K, Bijl M, Jager PL. Additional value of positron emission tomography in diagnosis and follow-up of patients with large vessel vasculitides. Clin Exp Rheumatol. 2004; 22(Suppl 36): S21-6.

27. Hunder GG, Bloch DA, Michel BA, Stevens MB, Arend WP, Calabrese LH, *et al.* The American College of Rheumatology 1990 criteria for the classification of giant cell arteritis. Arthritis Rheum. 1990; 33; 1122-8.

28. Chuang TY, Hunder GG, Ilstrup DM, Kurland LT. Polymyalgia rheumatica: a 10-year epidemiologic and clinical study. Ann Intern Med, 1982; 97: 672-80.

29. González-Gay MA, García-Porrúa C, Salvarani C, Olivieri I, Hunder GG. The spectrum of conditions mimicking polymyalgia rheumatica in Northwestern Spain. J Rheumatol. 2000; 27: 2179-84.

30. Martínez-Lado L, Calviño-Díaz C, Piñeiro A, Dierssen T, Vázquez-Rodríguez TR, Miranda-Filloy JA, *et al.* Relapses and recurrences in giant cell arteritis: a population-based study of patients with biopsy-proven disease from Northwestern Spain. Medicine (Balt). 2011; 90: 186-93.

31. González-Gay MA, Piñeiro A, Gómez-Gigirey A, García-Porrúa C, Pego-Reigosa R, Dierssen-Sotos T, *et al.* Influence of traditional risk factors of atherosclerosis in the development of severe ischemic complications in giant cell arteritis. Medicine (Balt). 2004; 83: 342-7.

32. Mahr AD, Jover JA, Spiera RF, Hernández-García C, Fernández Gutiérrez B, Lavalley MP, *et al.* Adjunctive methotrexate for treatment of giant cell arteritis: an individual patient data meta-analysis. Arthritis Rheum. 2007; 56: 2789-97.

33. Salvarini C, Magnani L, Catanoso M, Pipitone N, Versari A, Dardani L, *et al.* Tocilizumab: a novel therapy for patients with large-vessel vasculitis. Rheumatology (Oxford). 2012; 51: 151-6.

34. Takayasu M. A case with unusual changes of the central vessels in the retina. Acta Soc Ophthalmol Jpn. 1908; 12: 554-5.

35. Koide K. Takayasu arteritis in Japan. Heart Vessels Suppl. 1992; 7: 48-54.
36. Watts R, Al-Taiar A, Mooney J, Scott D, Macgregor A. The epidemiology of Takayasu arteritis in the UK. Rheumatology (Oxford). 2009; 48: 1008-11.
37. Reinhold-Keller E, Herlyn K, Wagner-Bastmeyer R, Gross WL. Stable incidence of primary systemic vasculitides over five years: results from the German vasculitis register. Arthritis Rheum. 2005; 53: 93-9.
38. Waern AU, Andersson P, Hemmingsson A. Takayasu's arteritis: a hospital-region based study on occurrence, treatment and prognosis. Angiology. 1983; 34: 311-20.
39. Hall S, Barr W, Lie JT, Stanson AW, Kazmier FJ, Hunder GG. Takayasu arteritis. A study of 32 North American patients. Medicine (Balt). 1985; 64: 89-99.
40. Arnaud L, Haroche J, Limal N, Toledano D, Gambotti L, Costedoat Chalumeau N, *et al.* Takayasu arteritis in France: a single-center retrospective study of 82 cases comparing white, North African, and black patients. Medicine (Balt). 2010; 89: 1-17.
41. Vanoli M, Daina E, Salvarani C, Sabbadini MG, Rossi C, Bacchiani G, *et al.* Takayasu's arteritis: a study of 104 Italian patients. Arthritis Rheum. 2005; 53: 100-7.
42. Kerr GS, Hallahan CW, Giordano J, Leavitt RY, Fauci AS, Rottem M, *et al.* Takayasu arteritis. Ann Intern Med. 1994; 120: 919-29.
43. Andrews J, Mason JC. Takayasu's arteritis: recent advances in imaging offer promise. Rheumatology (Oxford). 2007; 46: 6-15.
44. Arend WP, Michel BA, Bloch DA, Hunder GG, Calabrese LH, Edworthy SM, *et al.* The American College of Rheumatology 1990 criteria for the classification of Takayasu arteritis. Arthritis Rheum. 1990; 33: 1129-134.
45. Ozen S, Pistorio A, Iusan SM, Bakkaloglu A, Herlin T, Brik R, *et al.;* Paediatric Rheumatology International Trials Organisation (PRINTO). EULAR/PRINTO/PRES criteria for Henoch-Schönlein purpura, childhood polyarteritis nodosa, childhood Wegener granulomatosis and childhood Takayasu arteritis: Ankara 2008. Part II: Final classification criteria. Ann Rheum Dis. 2010; 69: 798-806.
46. Mukhtyar C, Guillevin L, Cid MC, Dasgupta B, de Groot K, Gross W, *et al.;* European Vasculitis Study Group. EULAR recommendations for the management of large vessel vasculitis. Ann Rheum Dis. 2009; 68: 318-23.

Capítulo 2

Poliarteritis nudosa y enfermedad de Kawasaki

J. Hernández-Rodríguez,[1] M.A. Alba,[1] R. Bou,[2] Jordi Antón[2]

[1] Grupo de Investigación en Vasculitis
Servicio de Enfermedades Autoinmunes
Hospital Clínic
Barcelona

[2] Unidad de Reumatología Pediátrica
Servicio de Pediatría
Hospital Sant Joan de Déu
Esplugues de Llobregat (Barcelona)

Dirección para correspondencia
Dr. Jordi Antón López
janton@hsjdbcn.org

Introducción

La poliarteritis nudosa es una vasculitis sistémica primaria en la cual se afectan los vasos de mediano calibre (arterias musculares de 300 µm a 1 cm de diámetro).[1,2] Típicamente no se afectan los vasos de pequeño tamaño (arteriolas, capilares y venas poscapilares).[1]

1 Definición y criterios de clasificación

El American College of Rheumatology (ACR) estableció los criterios de clasificación de las vasculitis sistémicas en 1990, entre los cuales figuraban los de la poliarteritis nudosa. Estos criterios clasificatorios incorporaban parámetros clínicos, analíticos, radiológicos (angiográficos) e histológicos (véase la tabla 1).[3]

La categorización del ACR no consideraba la poliangeítis microscópica como enfermedad diferenciada de la poliarteritis nudosa, ya que se definió como una vasculitis sistémica propia en la Conferencia de Consenso para la nomenclatura de las vasculitis de Chapel Hill (North Carolina, Estados Unidos) en 1994.[1] La poliangeítis microscópica se clasificó como una vasculitis de vaso de pequeño calibre, que también puede afectar a vasos medianos, en la cual la glomerulonefritis necrosante y la capilaritis pulmonar ocurren con frecuencia (sobre todo la primera), y que además (por primera vez) se asoció con la presencia de anticuerpos anticitoplasma del neutrófilo (ANCA).[1] Por tanto, la ausencia de capilaritis renal (glomerulonefritis) o pulmonar, es importante para el diagnóstico diferencial de la poliarteritis nudosa con otras vasculitis de vasos pequeños.

La utilidad de la distinción realizada en la reunión de consenso de Chapel Hill se ha visto reflejada en varios estudios que han clasificado los pacientes como afectos

- **Pérdida de peso >4 kg**
  Pérdida igual o superior a 4 kg de peso desde el inicio de la enfermedad, no debida a dieta ni a otros factores.

- *Livedo reticularis*
  Patrón reticular moteado en la piel o en porciones de los miembros y el tronco.

- **Dolor o hipersensibilidad testicular**
  Dolor o hipersensibilidad testicular, no secundarios a infección, traumatismo ni otras causas.

- **Mialgias, debilidad o aumento de la sensibilidad en los miembros inferiores**
  Mialgias difusas (con exclusión de la afectación de las cinturas escapular y pélvica) o debilidad muscular o hipersensibilidad muscular de los miembros inferiores.

- **Mononeuropatía o polineuropatía**
  Desarrollo de mononeuropatía, mononeuritis múltiple o polineuropatía.

- **Presión diastólica >90 mmHg**
  Desarrollo de hipertensión con presión diastólica superior a 90 mmHg.

- **Concentraciones de nitrógeno ureico o de creatinina elevadas**
  Nitrógeno ureico en sangre >40 mg/dl o creatinina >1,5 mg/dl, no secundarios a deshidratación ni obstrucción.

- **Virus de la hepatitis B**
  Presencia en suero del antígeno de superficie o del anticuerpo del virus de la hepatitis B.

- **Arteriografía alterada**
  Arteriografía con aneurismas u oclusiones de las arterias viscerales, no secundaria a ateroesclerosis, displasia fibromuscular ni otras causas no inflamatorias.

- **Biopsia de arterias de pequeño o mediano calibre con neutrófilos polimorfonucleares**
  Cambios histológicos con neutrófilos, o con neutrófilos o leucocitos mononucleares, en la pared arterial.

Para su clasificación deben estar presentes al menos tres de los diez criterios, lo que presenta una sensibilidad del 82,2 % y una especificidad del 86,6 %.

Tabla 1. Criterios clasificatorios del American College of Rheumatology (1990) para la poliarteritis nudosa.[3]

de poliarteritis nudosa, según los criterios de clasificación del ACR, y que después de ser reevaluados no cumplían con la definición de poliarteritis nudosa del consenso de Chapel Hill.[4-6] Por tanto, puede considerarse que la incidencia de la poliarteritis nudosa se ha sobrestimado en los estudios realizados antes de la definición de Chapel Hill (1994).

También debe considerarse que la presentación clínica de la poliarteritis nudosa es muy similar a la de la vasculitis asociada a la infección por el virus de la hepatitis B (VHB), y de hecho, la infección por el VHB constituía un criterio clasificatorio del

ACR (1990) para la poliarteritis nudosa. Por el contrario, las definiciones propuestas en Chapel Hill eran únicamente para vasculitis primarias (sin causa conocida). Por ello, muchos estudios sobre poliarteritis nudosa previos a la clasificación de Chapel Hill incluían también vasculitis asociada al VHB (considerada poliarteritis nudosa según la clasificación del ACR). Esto también ha sobrestimado la incidencia real de la poliarteritis nudosa.

Recientemente se ha propuesto un algoritmo de clasificación para la poliarteritis nudosa y otras vasculitis necrosantes (véase la figura 1), que utiliza criterios del ACR y de Chapel Hill, además de otros parámetros clínicos, analíticos y de imagen.[6] Su utilización posterior en un estudio epidemiológico importante ha confirmado la baja prevalencia de la poliarteritis nudosa.[7]

2   Epidemiología

La poliarteritis nudosa tiene una incidencia anual en los países europeos que oscila entre 0 y 1,6 casos por millón de habitantes,[4-6] y la prevalencia se estima en hasta 31 casos por millón de habitantes.[7,8] Afecta a pacientes sin predilección de raza o sexo, y puede ocurrir a cualquier edad, con un pico de incidencia en la quinta y la sexta décadas de la vida.[4-8]

Mientras que antes de la vacunación generalizada contra el VHB en los países desarrollados más de un tercio de los pacientes diagnosticados de poliarteritis nudosa estaban infectados por el VHB, en la actualidad menos de un 10 % de los que tienen lesiones sugestivas de poliarteritis nudosa están infectados por este virus.[9]

3   Etiopatogenia

La poliarteritis nudosa es una vasculitis primaria (de causa desconocida) que cursa con lesiones indistinguibles de las vasculitis causadas por algunas infecciones virales, sobre todo por el VHB, aunque éstas también se han descrito asociadas con otros patógenos, como el virus de la hepatitis C (VHC), el virus de la inmunodeficiencia humana, citomegalovirus, parvovirus B19 y el virus linfotrópico T humano de tipo I. Por este motivo se especula que la poliarteritis nudosa está causada por inmunocomplejos desencadenados por una infección viral.[9] Sin embargo, en la poliarteritis nudosa no suele observarse el depósito de estos inmunocomplejos.[1] En la patogénesis de la inflamación vascular de la poliarteritis nudosa, la respuesta inmunitaria específica de antígeno mediada por linfocitos T parece tener un papel importante, ya que se han detectado células dendríticas y abundantes linfocitos CD4+ en los infiltrados inflamatorios de los vasos afectados.[10]

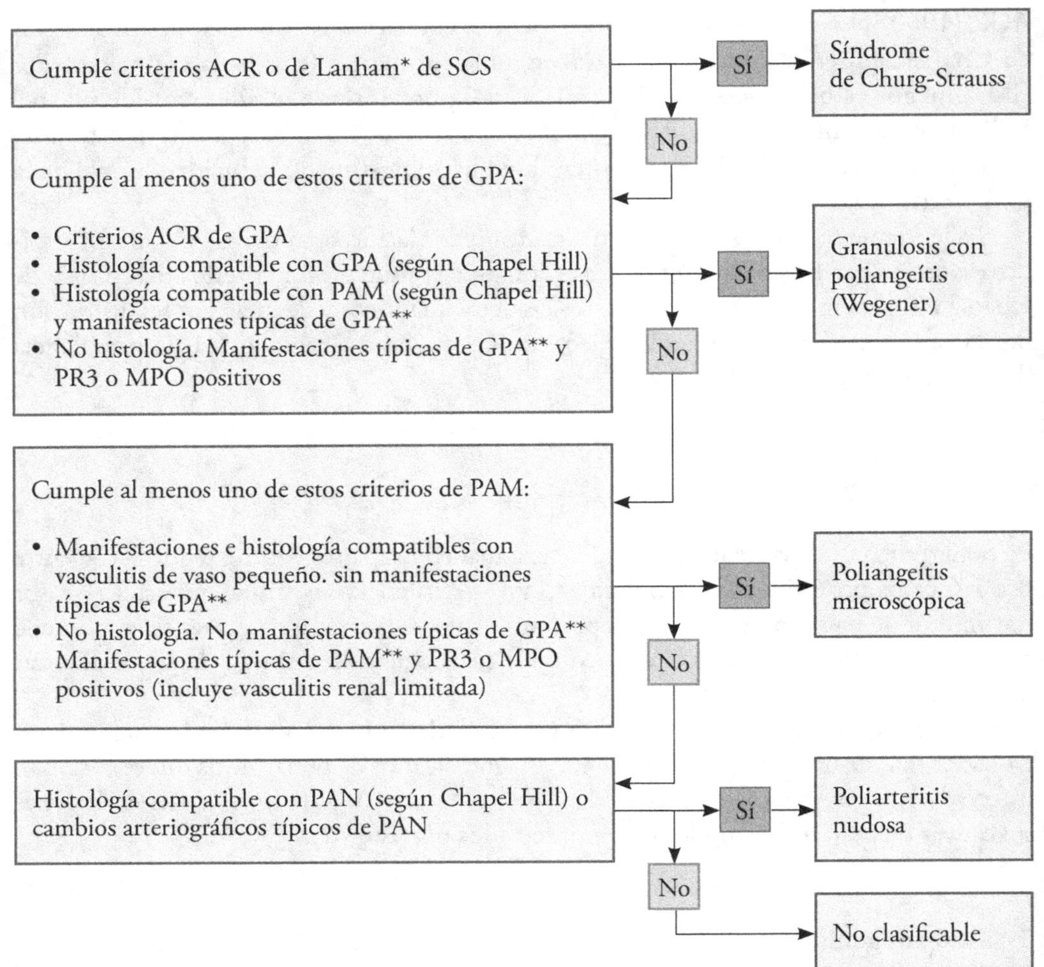

* Criterios de Lanham para el síndrome de Churg-Strauss: asma, eosinofilia >1,5 × 10^9/l y vasculitis en dos o más órganos.[23]

** Manifestaciones típicas de granulomatosis con poliangeítis (Wegener): afectación que sugiere enfermedad producida por lesiones granulomatosas en las vías respiratorias altas (afectación de mucosa/cartílago nasal, senos paranasales, estenosis subglótica, inflamación/masa retroorbitaria) y bajas (estenosis endobronquial y nódulos, infiltrados o cavitaciones pulmonares). No se requiere la presencia de afectación renal, ya que es indistinguible de la de la poliangeítis microscópica o la del síndrome de Churg-Strauss. Manifestaciones típicas de poliangeítis microscópica: las derivadas de la afectación renal (glomerulonefritis necrosante focal) y capilaritis pulmonar, en ausencia de las manifestaciones previas de granulomatosis con poliangeítis (Wegener). En todos los casos deben excluirse otras enfermedades que pueden producir estas manifestaciones.[6]

Figura 1. Algoritmo de clasificación de las vasculitis necrosantes.[6] SCS: síndrome de Churg-Strauss; GPA: granulomatosis con poliangeítis (Wegener); PAM: poliangeítis microscópica; PN: poliarteritis nudosa; ACR: American College of Rheumatology; PR3: proteinasa 3; MPO: mieloperoxidasa.

4   Características histológicas

En la poliarteritis nudosa, las lesiones inflamatorias vasculares suelen ser parcheadas y segmentarias.[2] Los infiltrados inflamatorios están compuestos por linfocitos, macrófagos y un número variable de neutrófilos y eosinófilos,[2,10] y por definición no se acompaña de granulomas ni de células gigantes. La necrosis fibrinoide se observa con frecuencia en las lesiones activas,[2,10] en las que predomina la presencia de neutrófilos.[10] En estadios intermedios se produce un infiltrado de predominio linfocítico y macrofágico, y se desarrollan fenómenos de neoangiogénesis.[10] En las lesiones evolucionadas se producen lesiones de remodelado y curación vascular, que se caracterizan por cambios fibróticos en la pared arterial, junto con hiperplasia de la íntima y formación evidente de neovasos.[2] Un debilitamiento extremo de la pared arterial como consecuencia del proceso inflamatorio puede dar lugar a la formación típica de microaneurismas.[2] Es importante considerar que, en la poliarteritis nudosa, en una misma biopsia pueden y suelen coexistir lesiones necrosantes agudas junto con lesiones linfocíticas o fibróticas en diferentes segmentos arteriales, lo que representa diferentes estadios evolutivos dentro del mismo tejido afectado.[2,10]

5   Manifestaciones clínicas

La poliarteritis nudosa puede presentarse con un espectro clínico muy variable, que incluye desde formas indolentes y subclínicas hasta casos que se inician con manifestaciones agudas con amenaza orgánica o vital, como las producidas por las lesiones vasculares que provocan isquemia o una rotura vascular, sobre todo en los territorios renal, intestinal, hepático, del sistema nervioso central y cardíaco.

Las manifestaciones clínicas de la poliarteritis nudosa incluyen síntomas constitucionales y musculoesqueléticos, como fatiga, pérdida de peso, fiebre, artralgias y mialgias, y ocurren en un gran número de pacientes. Por otra parte, la poliarteritis nudosa se presenta con síntomas y signos derivados del daño y la disfunción de los órganos o territorios afectados.[2,9] Entre algunas de estas manifestaciones específicas, las más frecuentes son las derivadas de la afectación de los nervios periféricos y la piel.[9] El sistema nervioso periférico se afecta en forma de mononeuritis múltiple en la mayoría de las ocasiones, aunque también puede producirse una neuropatía periférica simétrica. Las lesiones cutáneas consisten en púrpura, livedo reticularis, nódulos subcutáneos, fenómeno de Raynaud e isquemia digital distal.[9] También se afectan con frecuencia el tracto gastrointestinal y los riñones.[9] Las manifestaciones gastrointestinales normalmente se asocian a una gran morbimortalidad.[11] La afectación renal en la poliarteritis nudosa no consiste en una glomerulonefritis necrosante, como en la poliangeítis microscópica, sino en la producción de infartos o hematomas renales debidos a estenosis/oclusión o a la formación de microaneurimas de las arterias renales intraparenquimatosas.[9] Los infartos renales pueden detectarse de forma silente y asintomática después de meses o años en algunos pacientes, mientras que en otros pueden comportar una situación grave en forma de fallo renal agudo.[5,9] La hipertensión secundaria a la estenosis de las arterias renales principales o intraparenquimatosas es habitual.[5,9] Estas y otras manifestaciones de la poliarteritis nudosa, y su porcentaje de presentación, se encuentran en la tabla 2.

Manifestaciones clínicas	Porcentaje	Manifestaciones clínicas	Porcentaje
Sistémicas	**93**	**Hipertensión (inicio)**	**35**
Fiebre	64	**Cardiovasculares**	**22**
Pérdida de peso	70	Miocardiopatía (vasculitis)	8
Mialgias	59	Pericarditis	6
Artralgias	49	Isquemia digital	6
Neurológicas	**79**	Ulceraciones distales/ claudicación de miembros	6
Mononeuritis múltiple	71	**Testiculares** (orquitis/epididimitis)	**17**
Polineuropatía	74	**Renales**	
Sistema nervioso central	5	Hematuria	15
Cutáneas	**50**	Proteinuria >0,4 g/24 h	22
Nódulos	17	Alteraciones arteriográficas*	66
Púrpura	22	**Respiratorias**	
Livedo reticularis	17	Tos	6
Gastrointestinales	**40**	Infiltrados pulmonares	3,4
Dolor abdominal	36	Derrame pleural	3,4
Sangrado digestivo	3	**Oculares** (vasculitis/exudados retinianos)	**4**
Perforación	4		
Colecistitis	4		
Pancreatitis	4		
Cirugía abdominal	14		
Alteraciones arteriográficas*	58		

* Resultado alterado en los pacientes en quienes se realizó una arteriografía.

Tabla 2. Manifestaciones clínicas más frecuentes en la poliarteritis nudosa.[9,11]

6 Alteraciones analíticas

No se dispone de marcadores de laboratorio específicos que sean de utilidad para la poliarteritis nudosa. Los reactantes de fase aguda, como la velocidad de sedimentación globular (VSG) y la proteína C reactiva (PCR), suelen estar elevados. También es frecuente la presencia de anemia de trastornos crónicos y leucocitosis.[2,9] Aunque ocasionalmente puede observarse eosinofilia, este hallazgo ha de comportar un estudio dirigido a descartar el síndrome de Churg-Strauss. Las serologías para el VHB, el VHC y otras infecciones virales crónicas han de ser negativas en la poliarteritis nudosa, pero serán de gran utilidad para el diagnóstico de las vasculitis asociadas a estas infecciones.[9] La positividad de los ANCA orientará el diagnóstico hacia cualquiera de las vasculitis que se asocian a ellos, como la granulomatosis con poliangeítis (hasta ahora conocida como granulomatosis de Wegener), la poliangeítis microscópica y su variante de vasculitis renal limitada y el síndrome de Churg-Strauss.[6,12]

7 Diagnóstico histológico

Para el diagnóstico de la poliarteritis nudosa es necesaria la confirmación histológica de vasculitis en algún tejido. Las biopsias se realizarán preferentemente en territorios sintomáticos, que por orden de frecuencia son el músculo, el nervio sural, la piel, el intestino y el testículo.

Cuando la sospecha de poliarteritis nudosa es alta, la biopsia muscular y de nervio periférico, en caso de afectación clínica de estos territorios, llega a ser positiva en alrededor del 70 % de los pacientes.[13] En los casos en que las biopsias musculares y de nervio periférico se realizan «a ciegas» (sin afectación clínica aparente), la vasculitis puede diagnosticarse hasta en un tercio de los pacientes.[2,9,13] La biopsia testicular se recomendó en el pasado basándose en que en estudios necrópsicos de pacientes con poliarteritis nudosa los testículos se afectaban con frecuencia. Sin embargo, la biopsia testicular no ha demostrado tener un gran rendimiento diagnóstico,[2] por lo que debe reservarse para casos con manifestaciones testiculares en los cuales las biopsias de otros territorios sintomáticos hayan sido negativas.[13]

Las biopsias renal y hepática deben evitarse si se sospecha poliarteritis nudosa, debido a la posible existencia de microaneurismas intraparenquimatosos y la consiguiente hemorragia que puede implicar el procedimiento diagnóstico.[2,13] La poliarteritis nudosa y otras vasculitis necrosantes también pueden diagnosticarse en biopsias de la arteria temporal en caso de sospecha de una arteritis de células gigantes.[14] En estos pacientes, la vasculitis se localiza en los vasos que rodean a una arteria temporal normal, y suele ser necrosante o linfocítica con presencia de neutrófilos.[14]

8   Estudios radiológicos

La angiografía visceral debe realizarse cuando el diagnóstico de poliarteritis nudosa sea de alta sospecha y no se haya podido obtener un diagnóstico histológico de vasculitis. También está indicada en los pacientes con síntomas que sugieran una afectación abdominal, renal o cardíaca, ya que en ellos la arteriografía de estos territorios tiene un rendimiento diagnóstico mayor que una biopsia «a ciegas» de los tejidos no afectados clínicamente.[13]

Las lesiones arteriográficas características de poliarteritis nudosa son los microaneurismas arteriales saculares o fusiformes (de 1-5 mm de diámetro), que pueden observarse juntamente con lesiones estenóticas, sobre todo en los territorios renal, mesentérico y hepático. Estas alteraciones arteriográficas pueden resolverse después del tratamiento.[11] De todas formas, siempre es necesario descartar otras enfermedades, entre ellas vasculitis de vasos pequeños, que también pueden cursar con aneurismas en diferentes lugares.[15]

Es importante destacar la importancia de la angiorradiología en la poliarteritis nudosa, ya que en un contexto clínico de alta sospecha, en ausencia de lesiones histológicas de vasculitis de vasos medianos, la presencia de cambios angiográficos en los territorios mencionados hace posible establecer el diagnóstico de poliarteritis nudosa.[6,9,13]

9   Evolución y pronóstico

La poliarteritis nudosa se ha considerado clásicamente una enfermedad monofásica, con un porcentaje de recidivas inferior al 10 %, mientras que otras vasculitis necrosantes, como la poliangeítis microscópica o la granulomatosis con poliangeítis (Wegener), se consideran enfermedades que típicamente cursan con recidivas frecuentes. De todas maneras, en un estudio reciente con diez pacientes diagnosticados de poliarteritis nudosa según la definición de Chapel Hill se ha observado un índice de recidivas superior al publicado en estudios previos, y similar al de los los pacientes con poliangeítis microscópica.[5]

El pronóstico y la intensidad del tratamiento en la poliarteritis nudosa dependen de la afectación de órganos considerados vitales. El índice pronóstico más utilizado es la *Five Factor Score* (FFS), diseñada y propuesta por el French Vasculitis Study Group, que considera los siguientes parámetros: creatinina sérica ≥1,58 mg/dl, proteinuria (≥1 g/día), enfermedad gastrointestinal grave (definida como sangrado, perforación, angina, infarto o pancreatitis), enfermedad cardíaca (isquemia miocárdica o insuficiencia cardíaca) y afectación del sistema nervioso central; cada parámetro afectado corresponde a un punto.[16] Aunque la supervivencia global a los siete años de los pacientes con poliarteritis nudosa es del 79 %, una FFS = 0 implica una mortalidad del 12 % a los cinco años, una FFS = 1 del 26 % y una FFS ≥2 del 46 %. Las afectaciones cardíaca y del sistema nervioso central son factores independientes predictivos de mortalidad prematura, tanto en pacientes con poliarteritis nudosa como con vasculitis asociada a infección por el VHB.[16]

10 Tratamiento

El nivel de la evidencia disponible sobre el tratamiento de la poliarteritis nudosa es bajo, debido a su extraordinaria rareza y a que los ensayos aleatorizados con pacientes afectos de poliarteritis nudosa también han incluido otros con síndrome de Churg-Strauss o poliangeítis microscópica.[16]

El tratamiento de la poliarteritis nudosa se basa en la afectación de los órganos vitales incluidos en la FFS, y se utilizan los mismos esquemas que para el síndrome de Churg-Strauss, ya que ambas vasculitis sistémicas han demostrado obtener similares índices de respuesta y mortalidad con los mismos tratamientos. Por tanto, las formas leves (FFS = 0) de poliarteritis nudosa y síndrome de Churg-Strauss pueden tratarse en monoterapia con glucocorticoides, como prednisona (o equivalente) en dosis de 1 mg/kg al día durante un mes, seguido de un descenso progresivo que permita mantener la enfermedad en remisión.[16] Cuando la prednisona no pueda reducirse por debajo de 15 o 20 mg/día sin que ocurran recaídas, ha de valorarse añadir un inmunodepresor que ayude a reducir los glucocorticoides, como la azatioprina o el metotrexato. Si está afectado algún órgano importante (FFS ≥1), la administración de un inmunodepresor adicional está indicada desde el inicio. Basándose en la evidencia obtenida de estudios con pacientes con granulomatosis con poliangeítis (Wegener) y con poliangeítis microscópica, la ciclofosfamida es el inmunodepresor recomendado para inducir la remisión en estos casos, en dosis de 2 mg/kg al día por vía oral, o preferentemente por vía intravenosa, en forma de pulsos mensuales a dosis de 0,6 g/m^2, durante seis a doce meses (máximo).[17] En situaciones de emergencia vital o ante una progresión rápida de la enfermedad, se aconseja añadir pulsos de 1 g/día de metilprednisolona intravenosa (250 mg/6 h) durante tres días. Para la fase de mantenimiento de la remisión es igualmente aconsejable utilizar fármacos más seguros, como la azatioprina o el metotrexato.[17]

En la actualidad, la experiencia con tratamientos biológicos en la poliarteritis nudosa es muy escasa y limitada a fármacos contra el factor de necrosis tumoral alfa[18-20] y rituximab,[20,21] que se han utilizado satisfactoriamente en casos individuales con manifestaciones clínicas graves y resistentes al tratamiento convencional.

En los pacientes con vasculitis asociada al VHB, el objetivo principal ha de ser el control de la viremia, tanto para la prevención de las complicaciones hepáticas a largo plazo como para evitar recidivas de la vasculitis, que son muy infrecuentes cuando no hay replicación viral y se ha obtenido la seroconversión.[11,17] Por tanto, el tratamiento combinado con glucocorticoides y fármacos antivirales tradicionales, como lamivudina, interferón alfa-2a o interferón pegilado alfa-2a, y más recientemente antivirales como el tenofovir y el entecavir,[22] puede ser efectivo tanto para el control de la enfermedad como para la preservación de la función hepática.[17] En los casos graves también se recomiendan los recambios plasmáticos (para eliminar los inmunocomplejos circulantes generados por el VHB) junto a los pulsos de metilprednisolona y la ciclofosfamida durante la fase inicial.

La cirugía será el tratamiento de algunas de las complicaciones graves de la enfermedad, como la perforación, la rotura, la isquemia o la hemorragia del tracto gastrointestinal o renal.[11]

Enfermedad de Kawasaki

Introducción

La enfermedad de Kawasaki es una vasculitis sistémica que afecta a vasos de pequeño y mediano tamaño.[24] Es un proceso inflamatorio autolimitado, pero que puede ser grave dependiendo de la extensión de la afectación cardíaca. La enfermedad fue descrita por Tomisaku Kawasaki en 1967, en 50 niños con un síndrome adenomucocutáneo, con fiebre alta y una descamación característica de los dedos de las manos y los pies.

1   Epidemiología

Aunque la enfermedad de Kawasaki es más prevalente en los países asiáticos, tiene una distribución universal y puede manifestarse en cualquier raza y etnia. Es una enfermedad pediátrica, y en la mayoría de las series el 85 % de los pacientes tiene menos de 5 años de edad. Aun así, se han descrito casos en población adulta. La enfermedad de Kawasaki es más común en el sexo masculino (proporción hombre:mujer de 1,5-2,1:1).

2   Etiopatogenia

Las causas de la enfermedad de Kawasaki son desconocidas, aunque una teoría razonable con los datos de que disponemos actualmente sería que un agente infeccioso causaría una infección asintomática en la mayoría de los pacientes, pero en un grupo de individuos genéticamente predispuestos produciría una enfermedad de Kawasaki.[25] A favor de la infección estarían las características clínicas, epidemiológicas y de laboratorio, muy similares a las alteraciones que se producen durante una infección aguda. De todas maneras, los numerosos estudios que se han realizado no han conseguido identificar un único agente infeccioso, ni tampoco se ha podido comprobar que esté relacionado con la exposición a alguna droga o como respuesta a superantígenos.[26] Estudios recientes han detectado respuestas IgA oligoclonales en pacientes con enfermedad de Kawasaki que han permitido la producción de anticuerpos y la identificación de cuerpos de inclusión citoplasmáticos en los tejidos de estos pacientes.[27,28] Se cree que una mayor investigación de las proteínas y de los ácidos nucleicos de estos cuerpos de inclusión podría aportar más información acerca del posible agente causal de la enfermedad.[29] Paralelamente, un estudio ha relacionado epidemias de enfermedad de Kawasaki en Japón y fluctuaciones estacionales en el número de casos en San Diego y Hawaii con corrientes de aire de la troposfera, y sugiere que el agente causal de la enfermedad de Kawasaki podría ser transportado por dichas corrientes.[30]

Por otro lado, la mayor incidencia de enfermedad de Kawasaki en la población asiática y en hermanos e hijos de pacientes apoya la teoría de la predisposición genética. La secuenciación del genoma humano y los avances en genética molecular han proporcionado nuevas herramientas que han permitido reactivar la investigación para definir los factores genéticos relacionados con una mayor susceptibilidad a padecer enfermedad de Kawasaki. El gen *ITPKC,* implicado en la regulación negativa de las respuestas dependientes de los linfocitos T, ha sido el primer gen asociado con el desarrollo de enfermedad de Kawasaki y con la formación de aneurismas coronarios en cohortes japonesas y estadounidenses.[31]

3   Clínica

Las manifestaciones clínicas más frecuentes de la enfermedad de Kawasaki son:

- *Fiebre:* típicamente alta, en picos y remitente (en la mayoría de los casos >40 ºC). A menudo es resistente a los antitérmicos.

- *Cambios en las extremidades (93 %):* el eritema y el edema de manos y pies, a veces dolorosos, son una manifestación frecuente de la enfermedad de Kawasaki al inicio, y duran de uno a tres días. La descamación de los dedos de las manos y los pies aparece en la fase de convalecencia (dos a tres semanas después de la aparición de la fiebre), y por lo tanto sólo es útil para confirmar el diagnóstico, pero no para decidir cuándo iniciar el tratamiento. En etapas más tempranas de la enfermedad puede observarse una descamación más sutil en la zona perineal. Aproximadamente uno o dos meses después del inicio de la enfermedad pueden verse unos pequeños surcos lineales y transversales en las uñas (líneas de Beau).

- *Exantema (95 %):* el exantema en la enfermedad de Kawasaki es polimorfo e inespecífico. A menudo es una erupción maculopapular eritematosa; más raramente, pueden aparecer erupciones escarlatiniformes, micropustulares o eritrodermia. Suele observarse en la fase aguda, en general en los primeros cinco días de fiebre. Normalmente es un exantema generalizado, que afecta sobre todo al tronco, pero también puede quedar limitado a la región perineal.

- *Inyección conjuntival (90 %):* se trata de una conjuntivitis bilateral, no supurativa ni dolorosa, que afecta a la conjuntiva bulbar (conservando el limbo). Aparece poco después del inicio de la fiebre y suele ser transitoria. En algunos casos, con la lámpara de hendidura pueden detectarse una leve iridociclitis aguda o una uveítis anterior.

- *Cambios en los labios y la mucosa oral (93 %):* los labios suelen estar secos, fisurados, con un eritema hemorrágico. La lengua puede tener un aspecto aframbuesado, con papilas prominentes, y en la mucosa orofaríngea puede observarse un eritema difuso.

- *Adenopatías (43 %):* suelen ser unilaterales y localizadas en el triángulo cervical anterior. Para cumplir el criterio diagnóstico debería haber al menos una adenopatía ≥1,5 cm de diámetro, aunque si se realiza una ecografía cervical a menudo se detectan numerosos ganglios adyacentes aumentados de tamaño.

El diagnóstico de la enfermedad de Kawasaki se basa en la presencia de fiebre durante al menos cinco días y al menos cuatro de las cinco características clínicas principales (véase la tabla 3).[32]

- Fiebre de ≥ 5 días* y presencia de ≥ 4 características principales**

  1. Cambios en las extremidades:

  – Fase aguda: eritema de palmas y plantas, edema de manos y pies
  – Fase subaguda: descamación de los dedos de las manos y de los pies

  2. Exantema polimorfo
  3. Inyección conjuntival bulbar bilateral
  4. Cambios en los labios y la mucosa oral: labios eritematosos y fisurados, lengua aframbuesada e hiperemia oral y faríngea
  5. Adenopatía cervical (>1,5 cm de diámetro)

  Exclusión de otras enfermedades con características clínicas similares.

---

* Los pacientes con al menos 5 días de fiebre y < 4 criterios principales pueden diagnosticarse de enfermedad de Kawasaki cuando se detecten anomalías coronarias.
** En presencia de ≥ 4 criterios principales, el diagnóstico de enfermedad de Kawasaki puede realizarse el día 4 de enfermedad, o incluso antes, por médicos experimentados que hayan tratado muchos pacientes con enfermedad de Kawasaki.

Tabla 3. Criterios diagnósticos para la enfermedad de Kawasaki.

Aparte de los criterios diagnósticos clásicos, hay otros hallazgos clínicos que pueden ayudarnos en el diagnóstico de la enfermedad de Kawasaki. Las manifestaciones gastrointestinales están presentes en aproximadamente un tercio de los pacientes, en forma de vómitos, diarrea o dolor abdominal. También puede observarse distensión de la vesícula biliar (hidrops), y en algunos pacientes se han descrito hepatomegalia e ictericia.

Una característica de los pacientes pediátricos con enfermedad de Kawasaki es que muestran una irritabilidad muy marcada, hasta el punto de que en caso contrario debería considerarse otro diagnóstico. Esto puede ser reflejo de la meningitis aséptica que puede detectarse en aquellos pacientes en que se realiza una punción lumbar. Por otro lado, en el curso de la enfermedad de Kawasaki puede aparecer una hipoacusia neurosensorial transitoria, y debería investigarse su aparición.[33]

Las artralgias y las artritis pueden observarse durante la fase aguda o subaguda, afectando tanto a pequeñas como a grandes articulaciones. También se ha descrito induración y eritema en el lugar de punción de la vacuna con el bacilo de Calmette-Guérin.[34]

Las manifestaciones cardíacas, como la miocarditis y la pericarditis, aparecen en la fase aguda, mientras que los aneurismas coronarios se forman en estadios más tardíos.

4   Exploraciones complementarias

No hay una prueba de laboratorio específica para la enfermedad de Kawasaki, pero algunos análisis pueden ayudar al diagnóstico.

Los análisis de sangre convencionales pueden mostrar leucocitosis, elevación de los reactantes de fase aguda (PCR y VSG; esta última frecuentemente >100 mm/h) y anemia normocítica y normocrómica. Una trombocitosis marcada (que puede ser superior a 1 millón/mm^3) aparece de forma típica en la segunda o la tercera semanas de la enfermedad. Otros hallazgos incluyen elevación de las enzimas hepáticas, alteración del perfil lipídico (descenso del colesterol y de las proteínas de alta densidad, y aumento de los triglicéridos), hipoalbuminemia, hiponatremia y más raramente hiperbilirrubinemia.

El análisis de orina puede mostrar una piuria estéril, mientras que el análisis de líquido cefalorraquídeo puede evidenciar una meningitis aséptica con pleocitosis y valores de glucosa y proteínas normales.

En la fase aguda de la enfermedad, un ecocardiograma puede revelar signos de miocarditis con una fracción de eyección disminuida, pericarditis, insuficiencia mitral y un aumento del brillo perivascular de las paredes coronarias. Los aneurismas coronarios aparecen en la fase de convalecencia (a partir de la segunda semana). Preferiblemente debería realizarse un ecocardiograma en el momento del diagnóstico, a las dos semanas y entre la sexta y la octava semanas de enfermedad.[32]

5   Curso de la enfermedad

La evolución de la enfermedad de Kawasaki puede dividirse en tres fases:

- *Fase aguda febril (1ª-2ª semanas):* la enfermedad aparece de manera repentina, con fiebre alta e irritabilidad, y progresivamente se van añadiendo otros síntomas, como adenitis, conjuntivitis, eritema y edema de las manos y de los pies, y cambios en la mucosa oral. Si no se instaura tratamiento, estos síntomas se mantienen durante 12 a 15 días y luego desaparecen. Los hallazgos analíticos más comunes en esta fase son leucocitosis y elevación de los reactantes de fase aguda, con hemoglobina normal o ligeramente disminuida, y una cifra de plaquetas dentro de la normalidad.

- *Fase subaguda (3ª-6ª semanas):* una vez que el paciente ha sido tratado con inmunoglobulina desaparece la fiebre, los síntomas vuelven a la normalidad y puede observarse la típica descamación periungueal de los dedos de las manos y los pies. Las pruebas de laboratorio suelen mostrar una trombocitosis marcada y anemia, con normalización de la leucocitosis y de los reactantes de fase aguda. Es en esta fase cuando se desarrollan los aneurismas coronarios.

- *Fase de convalecencia:* la mayoría de los pacientes están asintomáticos en esta fase, y en las uñas pueden detectarse las líneas de Beau. Los análisis sanguíneos vuelven a la normalidad y los aneurismas coronarios pueden desaparecer o no, o hacerse sintomáticos en forma de infarto de miocardio.

6   Kawasaki atípico/incompleto

Independientemente de cómo se apliquen los criterios diagnósticos, éstos tienen unas bajas sensibilidad y especificidad. Algunos pacientes con sospecha de enfermedad de Kawasaki no cumplen los criterios diagnósticos, y el diagnóstico se realiza basándose en la presencia de aneurismas coronarios. Estos casos serían los llamados «Kawasaki incompleto». El término «Kawasaki atípico» debería reservarse para aquellos pacientes que presentan síntomas que no se observan en la enfermedad de Kawasaki clásica, como insuficiencia renal, abdomen agudo quirúrgico o derrame pleural. Los niños menores de un año de edad presentan con más frecuencia una forma de Kawasaki incompleto, y por lo tanto es importante realizar un diagnóstico correcto e iniciar un tratamiento precoz, ya que además estos pacientes tienen un mayor riesgo de presentar aneurismas coronarios que los de mayor edad. En estos casos los médicos deberían prestar especial atención a otros hallazgos clínicos y de laboratorio que no se incluyen en los criterios diagnósticos, pero que pueden ser útiles para corroborar el diagnóstico.

7 Tratamiento

Aunque el exacto mecanismo de acción no está claro, hay un tratamiento efectivo para la mayoría de los pacientes con enfermedad de Kawasaki. Las recomendaciones actuales siguen siendo iniciar el tratamiento con ácido acetilsalicílico y gammaglobulina intravenosa, que se ha visto relacionada con una reducción del riesgo de desarrollar aneurismas coronarios, de un 20-25 % a menos del 5 % si se administra dentro de los diez primeros días de la enfermedad.[34,35]

El ácido acetilsalicílico en dosis altas (80-100 mg/kg al día) se utiliza en la fase aguda de la enfermedad por su efecto antiinflamatorio y antipirético, aunque estudios más recientes sugieren que otros antiinflamatorios no esteroideos menos tóxicos (como el ibuprofeno) o dosis más bajas de ácido acetilsalicílico también serían efectivos. A las 48 a 72 horas de la desaparición de la fiebre se reduce el ácido acetilsalicílico a dosis antiagregantes (3-5 mg/kg al día) durante seis a ocho semanas, hasta que la cifra de plaquetas y los reactantes de fase aguda se hayan normalizado y no se observen signos de lesiones coronarias en la ecocardiografía.

El tratamiento con gammaglobulina intravenosa debería iniciarse de forma precoz, lo antes posible y preferiblemente durante los primeros diez días de la enfermedad. La dosis recomendada es de 2 g/kg de peso corporal en infusión de 8 a 12 horas. En los pacientes diagnosticados a partir del décimo día de enfermedad, la gammaglobulina debería administrarse sólo si presentan fiebre persistente o aneurismas con signos de inflamación sistémica (elevación de los reactantes de fase aguda). Aun así, hay un 10 a 20 % de pacientes que no responden a la gammaglobulina, con persistencia o reaparición de la fiebre en las 36 horas siguientes a la infusión.[35] Se ha intentado identificar aquellas variables relacionadas con el riesgo de no responder a la gammaglobulina, y se han desarrollado puntuaciones para detectar a los pacientes de riesgo en población japonesa, pero que de momento no han podido validarse en población caucásica.[36] Para el tratamiento de estos pacientes no respondedores, que además tienen un mayor riesgo de afectación coronaria, no hay en la actualidad ninguna guía clínica consensuada. La mayoría de ellos responderán a una segunda dosis de gammaglobulina, pero como no se han realizado ensayos clínicos controlados hay diferentes pautas terapéuticas y los resultados son contradictorios. Algunos autores han encontrado beneficio utilizando bolos intravenosos de metilprednisolona durante uno a tres días, pero esto no ha sido corroborado por otros.[37] Por otro lado, se han visto buenas respuestas con infliximab en pacientes que no habían respondido a la gammaglobulina.[38]

8 Tratamiento de la enfermedad coronaria

El tratamiento de la enfermedad coronaria en los pacientes con enfermedad de Kawasaki depende de la gravedad y de la extensión. El grupo de estudio de la enfermedad de

Nivel de riesgo	Imagen	Tratamiento
I	No hay cambios coronarios en ningún estadio de la enfermedad	AAS en dosis bajas hasta la semana 6-8
II	Dilatación o ectasia coronaria transitoria (desaparece en las primeras 6-8 semanas de enfermedad)	AAS en dosis bajas hasta la semana 6-8
III	Aneurisma único de 3-6 mm, en ≥1 arteria coronaria	AAS en dosis bajas hasta que el aneurisma regrese. Puede asociarse clopidrogel
IV	≥1 aneurisma de ≥6 mm o múltiples aneurismas en una misma arteria coronaria	AAS en dosis bajas + dicumarínico (INR: 2-2,5) o heparina de bajo peso molecular
V	Obstrucción coronaria en la angiografía	AAS en dosis bajas + dicumarínico o heparina de bajo peso molecular

AAS: ácido acetilsalicílico; INR: *International Normalized Ratio*.

Tabla 4. Tratamiento de la enfermedad coronaria en la enfermedad de Kawasaki.

Kawasaki de la American Heart Association estableció unas categorías de riesgo, con unas recomendaciones de tratamiento para cada nivel, que se resumen en la tabla 4.[32] En este mismo documento y en otro reciente de la Japanese Circulation Society[39] se establecen también los controles cardiológicos y el grado de actividad física recomendados según el nivel de riesgo. Sin embargo, en los pacientes de bajo riesgo, que no han presentado ectasias coronarias o éstas han sido transitorias, no está tan claro si a largo plazo pueden tener alguna afectación cardíaca. Es por ello que hasta no disponer de estudios de seguimiento suficientes se recomienda la prevención de los factores de riesgo coronarios, e incluso algunos autores abogan por la valoración cardiológica con prueba de esfuerzo al inicio de la edad adulta.

Bibliografía

1. Jennette JC, Falk RJ, Andrassy K, Bacon PA, Churg J, Gross WL, *et al.* Nomenclature of systemic vasculitides. Proposal of an international consensus conference. Arthritis Rheum. 1994; 37: 187-92.

2. Lie JT. Systemic and isolated vasculitis. A rational approach to classification and pathologic diagnosis. Pathol Annu. 1989; 24 Pt 1: 25-114.

3. Lightfoot RW, Jr., Michel BA, Bloch DA, Hunder GG, Zvaifler NJ, McShane DJ, *et al.* The

American College of Rheumatology 1990 criteria for the classification of polyarteritis nodosa. Arthritis Rheum. 1990; 33: 1088-93.

4. González-Gay MA, García-Porrúa C, Guerrero J, Rodríguez-Ledo P, Llorca J. The epidemiology of the primary systemic vasculitides in northwest Spain: implications of the Chapel Hill Consensus Conference definitions. Arthritis Rheum. 2003; 49: 388-93.

5. Selga D, Mohammad A, Sturfelt G, Segelmark M. Polyarteritis nodosa when applying the Chapel Hill nomenclature – a descriptive study on ten patients. Rheumatology (Oxford). 2006; 45: 1276-81.

6. Watts R, Lane S, Hanslik T, Hauser T, Hellmich B, Koldingsnes W, *et al.* Development and validation of a consensus methodology for the classification of the ANCA-associated vasculitides and polyarteritis nodosa for epidemiological studies. Ann Rheum Dis. 2007; 66: 222-7.

7. Mohammad AJ, Jacobsson LT, Mahr AD, Sturfelt G, Segelmark M. Prevalence of Wegener's granulomatosis, microscopic polyangiitis, polyarteritis nodosa and Churg Strauss syndrome within a defined population in southern Sweden. Rheumatology (Oxford). 2007; 46: 1329-37.

8. Mahr A, Guillevin L, Poissonnet M, Ayme S. Prevalences of polyarteritis nodosa, microscopic polyangiitis, Wegener's granulomatosis, and Churg-Strauss syndrome in a French urban multiethnic population in 2000: a capture-recapture estimate. Arthritis Rheum. 2004; 51: 92-9.

9. Lhote F, Cohen P, Guillevin L. Polyarteritis nodosa, microscopic polyangiitis and Churg-Strauss syndrome. Lupus. 1998; 7: 238-58.

10. Cid MC, Grau JM, Casademont J, Campo E, Coll-Vinent B, López-Soto A, *et al.* Immunohistochemical characterization of inflammatory cells and immunologic activation markers in muscle and nerve biopsy specimens from patients with systemic polyarteritis nodosa. Arthritis Rheum. 1994; 37: 1055-61.

11. Pagnoux C, Mahr A, Cohen P, Guillevin L. Presentation and outcome of gastrointestinal involvement in systemic necrotizing vasculitides: analysis of 62 patients with polyarteritis nodosa, microscopic polyangiitis, Wegener granulomatosis, Churg-Strauss syndrome, or rheumatoid arthritis-associated vasculitis. Medicine (Balt). 2005; 84: 115-28.

12. Guillevin L, Lhote F, Amouroux J, Gherardi R, Callard P, Casassus P. Antineutrophil cytoplasmic antibodies, abnormal angiograms and pathological findings in polyarteritis nodosa and Churg-Strauss syndrome: indications for the classification of vasculitides of the Polyarteritis Nodosa Group. Br J Rheumatol. 1996; 35: 958-64.

13. Albert DA, Rimon D, Silverstein MD. The diagnosis of polyarteritis nodosa. I. A literature-based decision analysis approach. Arthritis Rheum. 1988; 31: 1117-27.

14. Esteban MJ, Font C, Hernández-Rodríguez J, Valls-Sole J, Sanmartí R, Cardellach F, *et al.* Small-vessel vasculitis surrounding a spared temporal artery: clinical and pathological findings in a series of twenty-eight patients. Arthritis Rheum. 2001; 44: 1387-95.

15. Molloy ES, Langford CA. Vasculitis mimics. Curr Opin Rheumatol. 2008; 20: 29-34.

16. Bourgarit A, Le Toumelin P, Pagnoux C, Cohen P, Mahr A, Le Guern V, *et al.* Deaths occurring during the first year after treatment onset for polyarteritis nodosa, microscopic polyangiitis, and Churg-Strauss syndrome: a retrospective analysis of causes and factors predictive of mortality based on 595 patients. Medicine (Balt). 2005; 84: 323-30.

17. Guillevin L, Pagnoux C. Therapeutic strategies for systemic necrotizing vasculitides. Allergol Int. 2007; 56: 105-11.

18. Wu K, Throssell D. A new treatment for polyarteritis nodosa. Nephrol Dial Transplant. 2006; 21: 1710-2.

19. Al-Bishri J, le Riche N, Pope JE. Refractory polyarteritis nodosa successfully treated with infliximab. J Rheumatol. 2005; 32: 1371-3.

20. Eleftheriou D, Melo M, Marks SD, Tullus K, Sills J, Cleary G, *et al.* Biologic therapy in primary systemic vasculitis of the young. Rheumatology (Oxford). 2009; 48: 978-86.

21. Ribeiro E, Cressend T, Duffau P, Grenouillet-Delacre M, Rouanet-Larivière M, Vital A, *et al.* Rituximab efficacy during a refractory polyarteritis nodosa flare. Case Report Med. 2009; 2009: 738293.

22. Zoulim F. Hepatitis B virus resistance to antiviral drugs: where are we going? Liver Int. 2011; 31 (Suppl 1): 111-6.

23. Lanham JG, Elkon KB, Pusey CD, Hughes GR. Systemic vasculitis with asthma and eo-

sinophilia: a clinical approach to the Churg-Strauss syndrome. Medicine (Balt). 1984; 63: 65-81.

24. Ozen S, Ruperto N, Dillon MJ, Bagga A, Barron K, Davin JC, *et al.* EULAR/PReS endorsed consensus criteria for the classification of childhood vasculitides. Ann Rheum Dis 2006; 65: 936-41.

25. Rowley AH, Shulman ST. Pathogenesis and management of Kawasaki disease. Expert Rev Anti Infect Ther. 2010; 8: 197-203.

26. Rowley AH, Baker SC, Orenstein JM, Shulman ST. Searching for the cause of Kawasaki disease – cytoplasmic inclusion bodies provide new insight. Nat Rev Microbiol. 2008; 6: 394-401.

27. Rowley AH, Shulman ST, García FL, Guzman-Cottrill JA, Miura M, Lee HL, *et al.* Cloning the arterial IgA antibody response during acute Kawasaki disease. J Immunol. 2005; 175: 8386-91.

28. Rowley AH, Baker SC, Shulman ST, García FL, Fox LM, Kos IM, *et al.* RNA-containing cytoplasmic inclusion bodies in ciliated bronchial epithelium months to years after acute Kawasaki disease. PLoS One. 2008; 3: e1582.

29. Rowley AH. Kawasaki disease: novel insights into etiology and genetic susceptibility. Annu Rev Med. 2011; 62: 69-77.

30. Rodó X, Ballester J, Cayan D, Melish ME, Nakamura Y, Uehara R, *et al.* Association of Kawasaki disease with tropospheric wind patterns. Sci. Rep. 1, 152: DOI:10.1038/srep00152 (2011).

31. Onouchi Y, Gunji T, Burns JC, Shimizu C, Newburger JW, Yashiro M, *et al.* ITPKC functional polymorphism associated with Kawasaki disease susceptibility and formation of coronary artery aneurysms. Nat Genet. 2008; 40: 35-42.

32. Newburger JW, Takahashi M, Gerber MA, Gewitz MH, Tani LY, Burns JC, *et al.* Diagnosis, treatment, and long-term management of Kawasaki disease: a statement for health professionals from the Committee on Rheumatic Fever, Endocarditis, and Kawasaki Disease, Council on Cardiovascular Disease in the Young, American Heart Association. Pediatrics. 2004; 114: 1708-33.

33. Knott PD, Orloff LA, Harris JP, Novak RE, Burns JC, Kawasaki Disease Multicenter Hearing Loss Study Group. Sensorineural hearing loss and Kawasaki disease: a prospective study. Am J Otolaryngol. 2001; 22: 343-8.

34. Uehara R, Igarashi H, Yashiro M, Nakamura Y, Yanagawa H. Kawasaki disease patients with redness or crust formation at the bacille Calmette-Guerin inoculation site. Pediatr Infect Dis J. 2010; 29: 430-3.

35. Wallace CA, French JW, Kahn SJ, Sherry DD. Initial intravenous gammaglobulin treatment failure in Kawasaki disease. Pediatrics. 2000;105: E78.

36. Sleeper LA, Minich LL, McCrindle BM, Li JS, Mason W, Colan SD, *et al.* Evaluation of Kawasaki disease risk-scoring systems for intravenous immunoglobulin resistance. J Pediatr. 2011; 158: 831-5.

37. Zhu BH, Lv HT, Sun L, Zhang JM, Cao L, Jia HL, *et al.* A meta-analysis on the effect of corticosteroid therapy in Kawasaki disease. Eur J Pediatr. 2011; Nov 5. [Epub ahead of print]

38. Son MB, Gauvreau K, Burns JC, Corinaldesi E, Tremoulet AH, Watson VE, *et al.* Infliximab for intravenous immunoglobulin resistance in Kawasaki disease: a retrospective study. J Pediatr. 2011; 158: 644-9.

39. JCS Joint Working Group. Guidelines for diagnosis and management of cardiovascular sequelae in Kawasaki disease (JCS 2008) – digest version. Circ J. 2010; 74: 1989-2020.

Capítulo 3

Vasculitis asociadas a anticuerpos anticitoplasma del neutrófilo

R. Solans Laqué,[1] M. Ramentol Sintas,[1] F. Martínez Valle,[1] A. Segarra Medrano[2]

[1] Unidad de Enfermedades Autoinmunes Sistémicas
Servicio de Medicina Interna
Hospital Universitari Vall d'Hebron
Barcelona

[2] Servicio de Nefrología
Hospital Universitari Vall d'Hebron
Barcelona

Dirección para correspondencia
Dra. Roser Solans Laqué
rsolanslaq@gmail.com

Introducción

Las vasculitis asociadas a anticuerpos anticitoplasma del neutrófilo (ANCA) agrupan tres síndromes heterogéneos: la granulomatosis de Wegener, la poliangeítis microscópica y la granulomatosis alérgica de Churg-Strauss, que se caracterizan por la presencia de una vasculitis necrotizante de vasos de pequeño y mediano calibre (es decir, capilares, vénulas, arteriolas y arterias), fundamentalmente en el riñón, el pulmón y el sistema nervioso periférico, junto con ANCA.[1]

La clasificación de las vasculitis asociadas a ANCA ha sido controvertida durante los últimos 15 años. En 1990, el American College of Rheumatology estableció unos criterios clasificatorios para las vasculitis en los cuales no se incluía la poliangeítis microscópica como enfermedad diferenciada, ni los ANCA. La especificidad de estos criterios era del 92 % y del 99,7 % para la granulomatosis de Wegener y la granulomatosis de Churg-Strauss, respectivamente, y la sensibilidad era del 88,2 % y del 85 %.[2,3] En 1994 se estableció el consenso de Chapel-Hill, que por primera vez diferenció la poliangeítis microscópica, incorporó datos histológicos específicos de cada enfermedad y reconoció la importancia de los ANCA en el diagnóstico de las vasculitis a ellos asociadas.[4] Los criterios clasificatorios para las vasculitis asociadas a ANCA se resumen en las tablas 1 y 2.

1   Epidemiología

Las vasculitis asociadas a ANCA son enfermedades poco frecuentes, con una prevalencia estimada de 2,4 casos por millón de habitantes para la granulomatosis de Churg-Strauss, 3,6 casos por millón para la poliangeítis microscópica y 10 casos por millón para la granulomatosis de Wegener. Esta última es más frecuente en el norte de Europa y la poliangeítis microscópica en el sur, hecho que podría tener relación con distintos factores ambientales y genéticos implicados en el desarrollo de ambas enfermedades.[1,5] Las vasculitis asociadas a ANCA suelen manifestarse en la cuarta o la quinta décadas de la vida, si bien pueden presentarse a cualquier edad. De todas, la poliangeítis microscópica es la más prevalente en los mayores de 65 años.

Granulomatosis de Wegener	Granulomatosis de Churg-Strauss
• Úlceras dolorosas o indoloras en la mucosa oral o secreción nasal purulenta o hemática • Nódulos, cavitación o infiltrados no migratorios en la radiografía de tórax • Microhematuria o presencia de cilindros hemáticos en el sedimento de orina • Inflamación granulomatosa dentro de la pared de una arteria o en la región perivascular o extravascular de una arteria o arteriola	• Asma • Eosinofilia periférica superior al 10% • Mononeuropatía o polineuropatía • Infiltrados pulmonares radiológicos, migratorios o transitorios en la radiografía de tórax • Dolor agudo o crónico de los senos paranasales u opacificación de éstos • Biopsia de una arteria, arteriola o vénula que muestre acumulación de eosinófilos en áreas extravaculares
La presencia de dos o más criterios proporciona una sensibilidad del 88,2% y una especificidad del 92% para el diagnóstico de granulomatosis de Wegener. La presencia de al menos cuatro criterios confiere una sensibilidad del 85% y una especificidad del 99,7% para el diagnóstico de la granulomatosis de Churg-Strauss.	

Tabla 1. Criterios de clasificación del American College of Rheumatology para las granulomatosis de Wegener y de Churg-Strauss.[2,3]

Granulomatosis de Wegener: inflamación granulomatosa que afecta a las vías respiratorias con vasculitis necrotizante que afecta a vasos de pequeño y mediano calibre (capilares, vénulas, arteriolas y arterias). La glomerulonefritis necrotizante es frecuente.

Poliangeítis microscópica: vasculitis necrosante con inmunodepósitos escasos o ausentes y con afectación de vasos de pequeño calibre (capilares, vénulas o arteriolas). Puede haber una arteritis necrotizante con afectación de arterias de pequeño y mediano calibre. Es muy frecuente la presencia de una glomerulonefritis necrotizante, y también, aunque en menor medida, de una capilaritis pulmonar.

Síndrome de Churg-Strauss: inflamación granulomatosa rica en eosinófilos que afecta a las vías respiratorias y vasculitis necrotizante que afecta a vasos de mediano y pequeño calibre. Se asocia con asma y eosinofilia en sangre periférica.

Tabla 2. Criterios definitorios de las vasculitis asociadas a ANCA según el Consenso de Chapel Hill.[4]

2　Anticuerpos anticitoplasma del neutrófilo

Los ANCA fueron descritos por primera vez en 1982, como anticuerpos dirigidos contra los neutrófilos en pacientes con glomerulonefritis necrotizante. Inicialmente se supuso que estos anticuerpos eran producidos en respuesta a una infección por un arbovirus, si bien este hecho nunca pudo demostrarse.[6]

Por inmunofluorescencia indirecta (IFI) se distinguen dos patrones fundamentales: el patrón perinuclear (P-ANCA) y el citoplasmático (C-ANCA) (véase la figura 1). En 1988 se identificó la enzima proteolítica PR3, localizada en los gránulos azurófilos de los neutrófilos, como el antígeno causante de la tinción citoplasmática. El patrón perinuclear se debe a la tinción del núcleo de los neutrófilos y de su zona más próxima, y reconoce antígenos granulares catiónicos, como la mieloperoxidasa (MPO).

La detección de los ANCA se realiza fundamentalmente mediante técnicas de IFI utilizando leucocitos como sustrato. Cuando la IFI es positiva, se emplean métodos más específicos (ELISA) para la detección y la cuantificación de PR3 y MPO.[1,6]

Los C-ANCA se detectan en el 40 a 90 % de los pacientes afectos de granulomatosis de Wegener y en un 5 a 10 % de aquellos con granulomatosis de Churg-Strauss o poliangeítis microscópica. Los P-ANCA se detectan en el 70 a 80 % de los pacientes con poliangeítis microscópica, en el 30 a 40 % de los pacientes con granulomatosis de Churg-Strauss y en menos del 10 % de los pacientes con granulomatosis de Wegener. La variabilidad en la detección de los ANCA puede deberse al punto de corte para la positividad de las distintas pruebas utilizadas, y a la localización o al grado de actividad de la

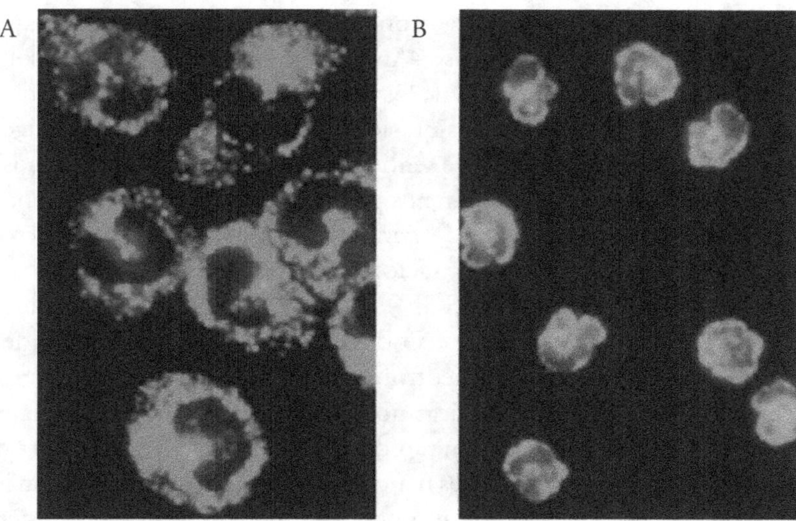

Figura 1. Anticuerpos anticitoplasma del neutrófilo. A) Patrón citoplasmático (C-ANCA).
B) Patrón perinuclear (P-ANCA).

enfermedad en el momento de extracción de las muestras.[1,6] Así, los ANCA suelen ser positivos en pacientes con afectación renal, pero pueden ser negativos hasta en el 50 % de los que presentan formas localizadas de granulomatosis de Wegener (estenosis traqueal, paquimeningitis). En la granulomatosis de Churg-Strauss, la presencia de ANCA se asocia a un predominio de vasculitis con afectación renal y del sistema nervioso central o periférico, y su ausencia se asocia con una mayor afectación cardíaca secundaria a infiltración eosinófila.[1,7]

Los C-ANCA son muy específicos para la granulomatosis de Wegener, pero su presencia no debe sustituir al diagnóstico histológico, excepto si éste es imposible. Los P-ANCA son menos específicos y también se han descrito en pacientes con enfermedad inflamatoria intestinal, enfermedades infecciosas y neoplasias.

Aunque los ANCA son el nexo común de estas tres enfermedades, su papel en la patogenia de las vasculitis asociadas a ANCA (en especial en la granulomatosis de Wegener) continúa siendo motivo de discusión, y su ausencia no excluye el diagnóstico de ninguna de ellas.

3 Patogenia de las vasculitis asociadas a anticuerpos anticitoplasma del neutrófilo

La lesión de las células endoteliales mediada por los neutrófilos desempeña un papel central en la patogénesis de las vasculitis asociadas a ANCA, y es característica la necrosis fibrinoide endotelial. Los cambios más precoces incluyen edematización, necrosis y dehiscencia de las células endoteliales vasculares, con exposición de la membrana basal y secundariamente agregación plaquetaria, trombosis y al final oclusión del vaso.

Se ha demostrado la capacidad de los P-ANCA para dañar el endotelio, sobre todo el glomérulo, mediante la desgranulación de los neutrófilos activados a través de los receptores Fc o del complemento, y se estima que los C-ANCA ejercerían una acción similar, aunque aún es escasa la evidencia en este sentido.[8] Estudios in vitro han demostrado que los neutrófilos pueden expresar los antígenos para los ANCA en su membrana, y que en un ambiente adecuado producido por determinadas citocinas (factor de necrosis tumoral alfa [TNF-α], interleucina [IL] 18, factor estimulante del crecimiento de colonias de granulocitos y macrófagos [GM-CSGF]) los ANCA pueden activar a los neutrófilos y favorecer su adhesión al endotelio, su desgranulación y la liberación de citocinas proinflamatorias. La activación de los neutrófilos generalmente comporta su muerte por apoptosis, que en condiciones fisiológicas no genera respuesta inflamatoria ya que los residuos apoptóticos son eliminados con rapidez por las células del sistema reticuloendotelial fagocítico. Sin embargo, cuando los neutrófilos activados reaccionan con los ANCA experimentan un proceso acelerado de apoptosis que satura los mecanismos encargados de retirar las células apoptóticas, lo que favorece su necrosis y la generación secundaria de citocinas proinflamatorias que pueden contribuir al desarrollo de la vasculitis.

Los linfocitos B y T también participan en la patogenia de las vasculitis asociadas a ANCA. En la granulomatosis de Wegener es típica la presencia de granulomas perivasculares, cuyo examen histológico muestra conglomerados de linfocitos B alrededor de células positivas para PR3 (que sugiere una respuesta inducida por antígenos) y células T efectoras de memoria productoras de interferón gamma (IFN-γ) y TNF-α. Se han descrito respuestas de tipo Th1, Th2 y Th17, y una disminución del número y de la función de los linfocitos T reguladores (CD4+, CD25+), en especial durante la fase activa. En la granulomatosis de Churg-Strauss, la respuesta es principalmente de tipo Th-2, pero también se detectan altos valores de TNF-α que podrían contribuir a la formación de granulomas de eosinófilos.[8,9] La importancia de los linfocitos B en la patogenia de las vasculitis asociadas a ANCA es también evidente por su papel en la producción de estos anticuerpos.

Lamentablemente, se desconocen el agente o agentes causantes de la rotura de la inmunotolerancia y de la generación de los ANCA. Se han propuesto distintos factores ambientales como posibles desencadenantes. Así, la exposición a determinados antígenos infecciosos podría favorecer la formación de ANCA mediante un mecanismo de mimetismo molecular. El descubrimiento de la molécula LAMP-2, contra la cual van dirigidos algunos tipos de ANCA y que guarda homología estructural con la molécula de adhesión bacteriana Fim H, apoyaría esta hipótesis.[8] La colonización nasal por *Staphylococcus aureus,* conocido factor de riesgo para la recidiva de la granulomatosis de Wegener, apoyaría también la implicación de agentes infecciosos en el desarrollo de las vasculitis asociadas a ANCA. Igualmente se ha asociado el uso de algunos fármacos, como los antagonistas de los receptores de los leucotrienos (montelukast y zafirlukast), con el desarrollo o la recaída de una granulomatosis de Churg-Strauss en pacientes asmáticos graves, pero no está claro el mecanismo.[10] Además, se ha sugerido que determinados polimorfismos genéticos predispondrían al desarrollo de las vasculitis asociadas a ANCA.[8,9]

Por último, en la granulomatosis de Churg-Strauss, la eosinofilia periférica y la infiltración tisular por eosinófilos, características de esta enfermedad, se deben a una respuesta inmunitaria mediada por linfocitos Th2 que promueven la síntesis de unas moléculas denominadas eotaxinas, con función quimiotáctica específica para los eosinófilos. El equilibrio entre los linfocitos T efectores (Th17) y los linfocitos T reguladores (Treg) parece ser un factor determinante en el estado de actividad de la granulomatosis de Churg-Strauss, e incluso se ha sugerido que una alteración funcional de determinadas Treg podría hallarse en su origen.[9]

4 Manifestaciones clínicas

Las vasculitis asociadas a ANCA son enfermedades multisistémicas que pueden presentarse de forma muy variada. Las manifestaciones iniciales a menudo son inespecíficas (mal estado general, fiebre, anorexia, pérdida de peso) y no son exclusivas de estas enfermedades (púrpura, artritis, hemoptisis, insuficiencia renal, neuropatía periférica), lo cual dificulta su diagnóstico.[1] La identificación de determinados patrones de presentación disminuye el retraso diagnóstico y facilita el tratamiento precoz. En este sentido, la presencia de insuficiencia renal grave y de hemorragia pulmonar sugiere el diagnóstico de granulomatosis de Wegener o de poliangeítis microscópica, mientras que la presencia de asma resistente al tratamiento y poliposis nasal sugiere el diagnóstico de granulomatosis de Churg-Strauss. Las otitis media, la sinusitis y la epistaxis son muy frecuentes en la granulomatosis de Wegener y raras en la poliangeítis microscópica, pero pueden aparecer en pacientes con granulomatosis de Churg-Strauss. Todas las vasculitis asociadas a ANCA pueden cursar con mononeuropatía o polineuropatía periférica y raramente con afectación del sistema nervioso central (SNC).

Las manifestaciones más graves de las vasculitis asociadas a ANCA son las renales (glomerulonefritis necrotizante rápidamente progresiva), las pulmonares (hemorragia alveolar), las neurológicas (vasculitis del SNC), las digestivas (úlceras difusas, perforación intestinal) y las cardíacas (miopericarditis, coronaritis).

Dado el amplio y variado espectro clínico de estas enfermedades, se ha propuesto una clasificación en cuatro estadios en función de los órganos afectados y de la gravedad de las manifestaciones presentes, con la finalidad de estratificar el tratamiento y reducir en lo posible sus efectos secundarios.[1]

Se considera enfermedad localizada cuando los síntomas se hallan restringidos a las vías respiratorias altas o bajas, o a otras localizaciones, sin síntomas constitucionales ni vasculitis sistémica. La creatinina siempre debe ser <1,7 mg/dl.

Se considera enfermedad sistémica precoz cuando la enfermedad localizada se asocia con síntomas constitucionales, o la enfermedad es multiorgánica pero cursa sin deterioro funcional de los órganos afectados.

Se considera enfermedad generalizada sin afectación grave cuando la afección orgánica es multifocal con síntomas constitucionales y el deterioro funcional de los órganos afectados no es grave, con una creatinina <5,7 mg/dl si hay insuficiencia renal.

Se considera vasculitis renal grave o enfermedad con riesgo vital inmediato cuando hay insuficiencia renal rápidamente progresiva o avanzada (creatinina >5,7 mg/dl), hemorragia pulmonar grave con insuficiencia respiratoria o afectación grave de cualquier otro órgano (pulmón, ojo, sistema nervioso, sistema digestivo).

4.1   *Manifestaciones clínicas de la granulomatosis de Wegener*

Las manifestaciones más frecuentes de la granulomatosis de Wegener son las otorrinolaringológicas (taponamiento nasal, rinorrea sanguinolenta, rinitis costrosa, epistaxis, otitis media serosa), acompañadas o no de ulceraciones de la mucosa nasal, y aparecen hasta en el 80 % de los pacientes al inicio de la enfermedad o durante su curso.[1,11]

La afección pulmonar se caracteriza por la presencia de nódulos pulmonares múltiples con tendencia a la cavitación, o por infiltrados pulmonares persistentes. Suele cursar con tos, hemoptisis o dolor torácico. La afección renal es más inusual que en la poliangeítis microscópica (70 % de los casos), pero indistinguible de ella. Suele cursar con proteinuria, microhematuria, hipertensión arterial y rápido deterioro de la función renal. En su forma más precoz es típica una glomerulitis focal y segmentaria que puede evolucionar a una glomerulonefritis rápidamente progresiva con formación de semilunas.

La afección ocular se objetiva hasta en el 50 % de los casos, y varía desde una epiescleritis hasta una esclerouveítis granulomatosa grave o un pseudotumor orbitario. Las lesiones cutáneas (púrpura, úlceras) se hallan presentes en un 40 a 45 % de los enfermos. La afección cardíaca es poco frecuente (8 % de los casos).

En ocasiones, las manifestaciones clínicas de la granulomatosis de Wegener se limitan a la región de la cabeza y el cuello, y cursan sin síntomas generales asociados. Una manifestación especialmente grave es la estenosis traqueal subglótica, que puede aparecer de forma localizada y puede ser la forma de presentación de la enfermedad.[12] Debe sospecharse en pacientes con disnea de esfuerzo, afonía, tos o estridor. Por su posible gravedad, debe realizarse de inmediato una exploración laringoscópica y, si es preciso, una broncoscopia.

La afección del SNC es inusual, pero la paquimeningitis crónica es más frecuente en la granulomatosis de Wegener que en el resto de las vasculitis asociadas a ANCA, y suele asociarse a afectación del oído medio. La afección del sistema nervioso periférico ocurre en el 20 % de los enfermos.[1,11]

4.2 *Manifestaciones clínicas de la poliangeítis microscópica*

Las manifestaciones más frecuentes de la poliangeítis microscópica son la nefropatía (80 % de los casos) con glomerulonefritis necrotizante rápidamente progresiva, la afección cutánea (62 % de los casos) y la afección neurológica periférica en forma de polineuropatía o mononeuritis múltiple (30-50 % de los casos).[13] La hemorragia alveolar secundaria a capilaritis pulmonar es menos frecuente (12-30 % de los casos), pero muy sugestiva de esta enfermedad, y suele manifestarse por la aparición de hemoptisis. En raras ocasiones se detecta fibrosis pulmonar secundaria a hemorragias alveolares de repetición. La afección intestinal (colecistitis, úlceras intestinales, perforación intestinal) es similar a la observada en la granulomatosis de Churg-Strauss y más frecuente que en la granulomatosis de Wegener. Las manifestaciones otorrinolaringológicas son raras. La afección ocular es mucho menos frecuente que en la granulomatosis de Wegener, y la cardíaca también es poco habitual.

4.3 Manifestaciones clínicas de la granulomatosis de Churg-Strauss

La mayoría de los pacientes con granulomatosis de Churg-Strauss refieren una historia previa de asma, en general de inicio en la edad adulta, y otros fenómenos alérgicos (rinitis, pólipos nasales, sinusitis), que suelen ser recurrentes y persistir a pesar de la remisión clínica de las manifestaciones vasculíticas.[14,15] La afección pulmonar es frecuente (60 % de los casos) y se caracteriza por la presencia de infiltrados pulmonares fugaces y migratorios. La afección del sistema nervioso periférico, en general en forma de moneuritis múltiple, se detecta en el 50 a 70 % de los pacientes. La afectación cardíaca clínica, en forma de miocarditis, pericarditis, síntomas isquémicos y bloqueos de conducción, suele detectarse en el 30 a 35 % de los casos, y es la principal causa de mortalidad. Recientemente se ha descrito que puede objetivarse afectación cardíaca subclínica hasta en un 62 % de los pacientes, pero no está clara su relevancia pronóstica.[1]

5   Diagnóstico

Las vasculitis asociadas a ANCA representan un reto diagnóstico para el clínico, dada su posible afectación multiorgánica y su rareza. El diagnóstico de sospecha se realiza basándose en las manifestaciones clínicas, la presencia de alteraciones analíticas sugestivas de enfermedad inflamatoria y la presencia de ANCA.[1] El diagnóstico se confirma al demostrar hallazgos histopatológicos compatibles en la biopsia de alguno de los órganos afectados. En algunos enfermos con vasculitis asociadas a ANCA estos anticuerpos son negativos y los hallazgos histológicos son inespecíficos, y el clínico deberá decidir el tratamiento empírico más adecuado para el paciente en función de la sospecha clínica debidamente razonada, asumiendo el riesgo que ello comporta. En algunas ocasiones, sólo el seguimiento prolongado del paciente permitirá establecer el diagnóstico definitivo.

5.1 Pruebas de laboratorio

Cuando se sospecha una vasculitis asociada a ANCA, el estudio analítico básico debe incluir un hemograma completo, un perfil bioquímico con pruebas hepáticas y renales, parámetros inflamatorios (velocidad de sedimentación globular [VSG], proteína C reactiva [PCR]), sedimento urinario y análisis de orina de 24 horas para cuantificar la proteinuria y la tasa de filtrado glomerular. Debe determinarse también el estado serológico para los virus de la hepatitis B y C, y para el virus de la inmunodeficiencia humana, y en función del cuadro clínico se realizarán otras pruebas serológicas para descartar distintas enfermedades autoinmunes (anticuerpos antinucleares, anti-DNA, factor reumatoide, crioglobulinas, complemento, anticuerpos antimembrana basal glomerular renal). La anemia normocítica normocrómica es muy frecuente en las vasculitis asociadas a ANCA. La eosinofilia periférica (>10 %) sugiere granulomatosis de Churg-Strauss, pero puede observarse hasta en un 6 a 10 % de los pacientes con granulomatosis de Wegener o poliangeítis microscópica. La presencia de hematuria, de proteinuria o de cilindros hemáticos o hialinos en el sedimento de orina debe hacer sospechar una afectación renal. La presencia de marcadores de inflamación es muy sugestiva de vasculitis asociadas a ANCA, pero su ausencia no excluye el diagnóstico.[1,11-15] Los ANCA deben determinarse siempre por IFI y ELISA.[1,11-15]

5.2 Exploraciones complementarias

Las pruebas radiológicas son importantes en el diagnóstico de las vasculitis asociadas a ANCA.[1] La radiografía de tórax y la tomografía computarizada (TC) torácica permiten objetivar la presencia de nódulos pulmonares, cavitados o no, localizados en la zona subpleural y peribronquiovascular en la granulomatosis de Wegener, que en el 75 % de los casos son múltiples y bilaterales. También pueden evidenciarse infiltrados pulmonares, o áreas en «vidrio esmerilado» o infiltrados parcheados en zonas basales, que sugieren una hemorragia alveolar, más frecuentes en la poliangeítis microscópica. Además, pueden observarse estenosis bronquiales o traqueales muy sugestivas de granulomatosis de Wegener.[1,12-15] La TC de cabeza y cuello puede mostrar desde una afección sinusal en la granulomatosis de Wegener y la granulomatosis de Churg-Strauss, hasta la destrucción ósea de los senos paranasales o la presencia de una otitis esclerosante en la granulomatosis de Wegener. La resonancia magnética (RM) es útil en el diagnóstico y la valoración de las masas retroorbitarias y de la región lagrimal.[1] Otras pruebas diagnósticas (electromiograma, ecocardiograma, angiografía por RM craneal, arteriografía cerebral, endoscopia digestiva alta o baja, etc.) se realizarán en función de los síntomas clínicos que refiera el paciente, y en ocasiones serán útiles para la indicación de la biopsia a realizar o para el diagnóstico diferencial.[1,12-15]

5.3 Diagnóstico histológico

Puesto que el diagnóstico de las vasculitis asociadas a ANCA se fundamenta en los hallazgos histológicos, la obtención de una o varias muestras de los órganos afectados es básica. Si hay afectación de más de un órgano, se recomienda realizar en primer lugar la biopsia que se asocie a una menor morbilidad para el paciente y a una mayor rentabilidad. No obstante, en caso de afectación renal deberá hacerse, siempre que sea posible, una biopsia renal, dada su implicación pronóstica. Los hallazgos más comunes son la necrosis fibrinoide, la proliferación extracapilar con formación de semilunas, la glomeruloesclerosis y los infiltrados inflamatorios periglomerulares. La presencia de granulomas es excepcional (2-4 % de los casos). La esclerosis glomerular, la fibrosis intersticial y la atrofia tubular indican cronicidad de la lesión. Los hallazgos histológicos renales raramente permiten distinguir entre las tres enfermedades que engloban las vasculitis asociadas a ANCA.[1]

La biopsia pulmonar guiada por TC se aconseja en las lesiones nodulares mayores de 2 cm de diámetro. La biopsia de músculo y de nervio periférico se recomienda en los pacientes con mononeuropatía o polineuropatía, aunque no siempre es específica. Se aconseja biopsiar el nervio sural o peroneal. La biopsia cutánea puede mostrar una vasculitis leucocitoclástica o infiltrados inflamatorios perivasculares o granulomas de eosinófilos o neutrófilos. Se aconseja que la biopsia abarque tejido subcutáneo para poder valorar vasos de pequeño y mediano calibre.

La biopsia nasal es aconsejable si se sospecha una granulomatosis de Wegener y el paciente presenta clínica en esta zona, pero a menudo es inespecífica. Deben obtenerse varias muestras. Su valor predictivo negativo es del 74 %. La biopsia de pólipos nasales es poco útil cuando se sospecha una granulomatosis de Churg-Strauss, ya que suele mostrar únicamente un infiltrado eosinófilo. La biopsia de senos paranasales a menudo es inespecífica tanto en la granulomatosis de Wegener como en la de Churg-Strauss.

La biopsia de vías respiratorias altas se aconseja en los pacientes con lesiones ulcerativas, exofíticas o estenóticas laringotraqueales, aunque no siempre los resultados son concluyentes. La biopsia leptomeníngea y cerebral sólo se recomienda en los pacientes con afectación del SNC, si no hay otro órgano que pueda ser biopsiado. La biopsia simultánea de ambos tejidos aumenta la rentabilidad. Se aconseja obtener una muestra de las regiones más afectadas en la RM craneal, o en su defecto de la región temporal del hemisferio no dominante. Aun así, se asocia con un 25 % de falsos negativos.

5.4   Diagnóstico diferencial

El diagnóstico diferencial de las vasculitis asociadas a ANCA es muy amplio e incluye enfermedades infecciosas, enfermedades inflamatorias y neoplasias (véase la tabla 3).

6   Valoración de la actividad de la enfermedad

Para las vasculitis asociadas a ANCA se dispone de diversos índices de valoración de la actividad de la enfermedad. El más utilizado y recomendado por la European League Against Rheumatism (EULAR) es la Birmingham Vasculitis Score (BVAS).[16] Este índice consta de 56 ítems clínicos de distintos aparatos y sistemas considerados manifestaciones vasculíticas, a las cuales se adjudica un valor numérico, excluyendo el daño residual en la

Órgano/sistema	Síndrome clínico	Diagnóstico diferencial
Pulmón	Hemorragia alveolar difusa	LES, infecciones (VIH, CMV, aspergilosis angioinvasiva), síndrome de Goodpasture, síndrome antifosfolipídico primario, fármacos, crioglobulinemia
	Nódulos cavitados	Tuberculosis, nocardiosis, embolia séptica, neoplasia, artritis reumatoide
	Síndrome renopulmonar	LES, síndrome de Goodpasture, crioglobulinemia
	Obstrucción bronquial y eosinofilia	Asma, aspergilosis broncopulmonar alérgica, fármacos (inhibidores de leucotrienos)
	Fibrosis pulmonar	Conectivopatías (esclerodermia, enfermedad mixta del tejido conectivo, LES), artritis reumatoide
Cabeza y cuello	Sinusitis recurrente	Infecciones, alergia
	Perforación del tabique nasal	Abuso de cocaína, policondritis recidivante
	Otitis	Infecciones, alergia
	Estenosis traqueal	Policondritis recidivante, neoplasias, infecciones
	Afección orbitaria	Sarcoidosis, enfermedad de Graves-Basedow, pseudolinfoma, linfoma, neoplasias sólidas
Riñón	Glomerulonefritis	LES, postinfecciosa, nefropatía IgA, síndrome de Goodpasture
Sistema nervioso	Polineuropatía	Crioglobulinemia, PAN, LES, diabetes, intoxicación por metales pesados
	Meningitis	Infecciones, fármacos (AINE)
Piel	Púrpura	Vasculitis leucocitoclástica, crioglobulinemia, púrpura de Shönlein-Henoch, PAN, sepsis meningocócica
	Livedo	PAN, LES, síndrome antifosfolipídico primario, embolias de colesterol
	Urticaria, úlceras, nódulos	PAN, eritema nudoso, paniculitis, lupus cutáneo, sarcoidosis, amiloidosis

LES: lupus eritematoso sistémico; PAN: poliarteritis nudosa; VIH: virus de la inmunodeficiencia humana; CMV: citomegalovirus; AINE: antiinflamatorios no esteroideos.

Tabla 3. Diagnóstico diferencial de las vasculitis asociadas a ANCA.

valoración de la actividad clínica. Desde 2001 hay una BVAS específicamente diseñada para la granulomatosis de Wegener.

La Five-Factor Score (FFS) es otro índice de valoración de actividad que se ha aplicado fundamentalmente en la poliangeítis microscópica y en la granulomatosis de Churg-Strauss.[17] Consta de cinco ítems considerados factores de mal pronóstico y puede ser útil para elegir el tratamiento de primera línea de las vasculitis asociadas a ANCA, en particular para decidir la necesidad o no de tratamiento inmunodepresor.

7 Tratamiento

La introducción del tratamiento con glucocorticoides y ciclofosfamida comportó una importante reducción de la tasa de mortalidad asociada a estas enfermedades, que era cercana al 80 % en el primer año y pasó a ser del 10 al 25 % a los cinco años.[18] Sin embargo, dada la cronicidad y la tendencia a las recaídas de las vasculitis asociadas a ANCA, la toxicidad acumulada del tratamiento inmunodepresor es uno de los principales problemas relacionados. En los últimos años se han llevado a cabo diversos estudios multicéntricos que han permitido establecer distintos esquemas terapéuticos según la forma de presentación de estas enfermedades (localizada, sistémica precoz, generalizada o grave), y han permitido dividir el tratamiento en dos fases secuenciales: tratamiento de inducción de la remisión y tratamiento de mantenimiento de la remisión, con la finalidad de reducir al máximo la toxicidad farmacológica y el daño residual (secuelas de la enfermedad).[19-24] El 75 a 90 % de los pacientes alcanzan la remisión con este esquema terapéutico, pero sólo alrededor del 50 % la mantienen a los cinco años. El resto presentan recaídas.

7.1 Tratamiento de inducción de la remisión

La intensidad del tratamiento inmunodepresor inicial varía en función del tipo de vasculitis asociada a ANCA y de la gravedad de la afectación orgánica en el momento del diagnóstico. Habitualmente, en la fase de inducción se administra prednisona asociada a otro fármaco inmunodepresor. El fármaco inmunodepresor de referencia sigue siendo la ciclofosfamida oral o intravenosa, pero otros inmunodepresores menos tóxicos, como la azatioprina, el metotrexato y el micofenolato, han demostrado su eficacia en la inducción de la remisión en las formas no graves de las vasculitis asociadas a ANCA.[18,20,22,23] Por ello, se recomienda evitar la administración de ciclofosfamida en las formas menos graves, y se aconseja administrarla como pulsos mensuales cuando sea necesaria, para reducir su toxicidad acumulativa, ya que la administración intravenosa es igual de eficaz que la oral y permite reducir un 50 % la dosis total administrada.[20,24] Con este esquema terapéutico suelen administrarse dosis totales máximas de 12 g de ciclofosfamida.

El tratamiento de inducción se mantiene durante un mínimo de tres meses y un máximo de seis, y tras alcanzar la remisión de las manifestaciones iniciales se sustituye el inmunodepresor por otro con menos efectos adversos.[18,20]

Dada la similitud de la granulomatosis de Wegener y la poliangeítis microscópica en cuanto a manifestaciones clínicas y gravedad de éstas, el tratamiento de ambas enfermedades es muy similar. Sin embargo, el tratamiento de la granulomatosis de Churg-Strauss es algo distinto, motivo por el cual se especifica por separado.

7.1.1 Granulomatosis de Wegener y poliangeítis microscópica

En las formas localizadas o sistémicas precoces se recomienda, para inducir la remisión de la enfermedad, administrar inicialmente prednisona (1 mg/kg de peso al día) por vía oral en combinación con metotrexato (0,3 mg/kg a la semana) por vía oral o subcutánea, o azatioprina (1-2 mg/kg de peso al día) por vía oral.[18-20]

En las formas generalizadas se recomienda administrar inicialmente prednisona (1 mg/kg de peso al día) por vía oral, en combinación con ciclofosfamida intravenosa en pulsos mensuales (0,5-1 g/m^2 al mes) o por vía oral (1-2 mg/kg de peso al día). La dosis de ciclofosfamida debe ajustarse en función de las cifras de creatinina y de la edad del paciente. Para evitar la toxicidad vesical de la ciclofosfamida, debe administrarse MESNA antes y después de la infusión intravenosa de ciclofosfamida.[18-20]

En las formas graves de la enfermedad se recomienda administrar pulsos de metilprednisolona (15 mg/kg de peso al día, durante tres a cinco días), además de prednisona y ciclofosfamida, y en función de los órganos afectados y de la evolución asociar plasmaféresis (cinco a siete sesiones), inmunoglobulinas intravenosas (200-400 mg/kg de peso al día durante cinco días) o tratamiento biológico (rituximab).[18-20] La plasmaféresis está especialmente indicada en casos de hemorragia alveolar pulmonar y fallo renal graves.[18,20]

En todos los casos se aconseja reducir progresivamente la dosis inicial de glucocorticoides hasta alcanzar una dosis diaria de 15-30 mg/día a los tres meses, y de 7,5-10 mg/día a los seis meses. Los efectos adversos más frecuentes del tratamiento son la mielotoxicidad, las infecciones, la infertilidad, la cistitis hemorrágica y las neoplasias hematológicas y vesicales, y son más frecuentes cuando la ciclofosfamida se administra por vía oral.

7.1.2 Granulomatosis de Churg-Strauss

En los pacientes con granulomatosis de Churg-Strauss no siempre es necesario administrar un fármaco inmunodepresor asociado a los glucocorticoides. En los enfermos sin factores de mal pronóstico, es decir, sin insuficiencia renal y sin afectación intestinal, neurológica ni cardíaca (FFS = 0), se recomienda tratamiento sólo con prednisona oral

(1 mg/kg de peso al día). En el resto de los casos (FFS ≥1) se recomienda administrar prednisona y ciclofosfamida en pulsos intravenosos mensuales (0,5-1 g/m^2 al mes) para inducir la remisión, siguiendo las mismas pautas terapéuticas que para la granulomatosis de Wegener y la poliangeítis microscópica.[19,20]

7.2 Tratamiento de mantenimiento

Habitualmente se recomienda, una vez alcanzada la remisión de la enfermedad, mantener el tratamiento inmunodepresor hasta completar 18 a 24 meses desde el diagnóstico.[18-20] En las formas generalizadas o graves se aconseja suprimir la ciclofosfamida a los seis meses e iniciar tratamiento con otro inmunodepresor menos tóxico. La azatioprina ha sido muy utilizada como tratamiento de mantenimiento. La tasa de recaídas con azatioprina no es superior a la observada con ciclofosfamida, y su toxicidad es mucho menor.[18,20,21] También se ha utilizado metotrexato por vía oral o subcutánea como tratamiento de mantenimiento de la remisión. Este fármaco es menos eficaz que la ciclofosfamida para inducir la remisión de las vasculitis asociadas a ANCA, pero una vez alcanzada la mantiene en el 80 % de los casos, aunque alrededor del 50 % de los pacientes sufren una recidiva tras su supresión.[20,23] Asimismo, son útiles la leflunomida[18,20] y el micofenolato de mofetilo.[18,20,25]

7.3 Tratamiento de las localizaciones especiales

Fundamentalmente en la granulomatosis de Wegener, algunas manifestaciones en determinadas localizaciones pueden requerir procedimientos invasivos. En concreto, en la estenosis traqueal subglótica, que aparece en el 7 al 23 % de los pacientes con granulomatosis de Wegener y no siempre responde al tratamiento inmunodepresor sistémico, la infiltración local de glucocorticoides junto con dilatación endoscópica ha demostrado buenos resultados a medio-largo plazo.[12] Asimismo, en los pacientes con un pseudotumor orbitario la cirugía descompresiva puede ser de gran utilidad.[26]

7.4 Tratamiento de las recaídas

Las recaídas se consideran menores o mayores según la gravedad y la extensión de la afección orgánica con que cursen. En las recaídas menores el tratamiento suele consistir en aumentar la dosis de prednisona que recibía el enfermo hasta 30 mg/kg al día, con una disminución progresiva posterior. En las recaídas mayores se sigue el mismo esquema terapéutico que se recomienda al inicio de la enfermedad, basado en la gravedad de la afectación orgánica presente.

7.5   Tratamiento de las formas resistentes de la enfermedad

El porcentaje de vasculitis asociadas a ANCA resistentes al tratamiento considerado de primera línea oscila entre el 5 y el 15 %. Son más habituales la intolerancia al tratamiento inmunodepresor convencional y la enfermedad prolongada con recaídas frecuentes al disminuir la dosis de inmunodepresores, que obligan a buscar un tratamiento alternativo.

En las vasculitis asociadas a ANCA resistentes se han ensayado distintos fármacos, pero son escasos los estudios comparativos entre ellos y con los fármacos considerados de primera línea. Cuando fracasa el tratamiento con prednisona y bolos de ciclofosfamida, el primer paso es administrar ciclofosfamida oral (2 mg/kg al día). En caso de no respuesta deben valorarse otros tratamientos (inmunoglobulinas intravenosas, plasmaféresis, tratamiento biológico) asociados o no al convencional.[18,20]

7.6   Tratamiento biológico

Debido a la alta tasa de recidivas de las vasculitis asociadas a ANCA, la importante morbilidad de los tratamientos inmunodepresores y el no desdeñable porcentaje de casos resistentes al tratamiento convencional, en los últimos años se han ensayado distintos agentes biológicos para inducir la remisión de la enfermedad. Los más utilizados han sido las inmunoglobulinas intravenosas, el tratamiento de bloqueo de citocinas (anti-TNF-α [infliximab, etanercept], anti-IL-5 [mepolizumab] y anti-CD52 [alentuzumab]) y el tratamiento modulador de la función linfocitaria (anti-CD20 [rituximab] y 15-desoxispergualina).[18,20,27-32]

La administración de inmunoglobulinas intravenosas (400 mg/kg al día durante cinco días, o 2 g/kg en dosis única) se ha asociado con una tasa de respuesta del 50 % en los pacientes con enfermedad resistente.[18,20]

El infliximab se ha utilizado sobre todo en formas granulomatosas de vasculitis asociadas a ANCA resistentes al tratamiento convencional, y en especial en la granulomatosis de Wegener. Se administra en dosis de 5 mg/kg en cuatro infusiones (a las 0, 2, 6 y 10 semanas), seguido de tratamiento inmunodepresor de mantenimiento, con una alta tasa de respuesta (70-80 %), aunque el número de pacientes tratados es escaso y hasta el momento no hay ningún trabajo aleatorizado.[18,20]

La administración de etanercept no ha mostrado beneficios respecto al tratamiento inmunodepresor convencional, y se ha asociado a un aumento en la incidencia de neoplasias.[27]

La administración de rituximab se ha asociado con una tasa de respuesta del 50 al 80 %, según la enfermedad y las manifestaciones clínicas.[18,20] Dos estudios aleatorizados y controlados (RAVE y RITUXVAS)[28,29] han demostrado que el rituximab es al menos igual de eficaz que la ciclofosfamida oral en la inducción de la remisión de la enfermedad, e incluso puede ser superior en evitar las recidivas. También se ha descrito su eficacia en las vasculitis asociadas a ANCA resistentes o graves. Por ello, se considera el fármaco de elección en las formas resistentes y se ha planteado su administración cíclica cada cuatro meses en los pacientes con remisión parcial y altos requerimientos de inmunodepresores, si bien no hay consenso al respecto. Pueden administrarse cuatro dosis semanales de 375 mg/m^2, o dos infusiones de 1000 mg separadas 15 días.

El mepolizumab (anticuerpo monoclonal anti-IL-5) se ha ensayado en pacientes con granulomatosis de Churg-Strauss resistente al tratamiento de primera línea,[30] con una tasa de remisión completa cercana al 100 %, lo cual ha permitido la disminución de la dosis de glucocorticoides. No obstante, las recidivas son frecuentes tras su retirada. Se administran cuatro a nueve infusiones intravenosas mensuales de 750 mg. Su utilidad en las otras vasculitis asociadas a ANCA no ha sido comprobada.

La globulina antitimocítica (anticuerpos policlonales antilinfocito T) se ha ensayado sobre todo en las granulomatosis de Wegener sumamente resistentes, con buenos resultados para la inducción de la remisión, pero con una alta tasa de recidivas. Su perfil de efectos secundarios (inmunodepresión, edema pulmonar) limita su uso.[18,20]

La 15-desoxispergualina, fármaco derivado de *Bacillus laterosporus* que inhibe la proliferación de neutrófilos y la función linfocitaria y macrofágica, se ha administrado a pacientes con formas resistentes de granulomatosis de Wegener, y se ha documentado una tasa de remisión completa de hasta el 50 %, aunque las recidivas fueron frecuentes. Se administraron seis ciclos de 0,5 mg/kg al día por vía subcutánea durante 21 días.[18,31]

El alentuzumab es un fármaco anti-CD52 que suprime los linfocitos y los macrófagos. Se ha utilizado en pacientes con granulomatosis de Wegener muy resistente, con tasas de respuesta del 85 %, pero su uso se asocia con una alta tasa de infecciones graves.[32]

8   Pronóstico

El Birminghan Vasculitis Activity Index (BVAS) y el Vasculitis Damage Index (VDI) permiten valorar la actividad de la enfermedad y el daño residual secundario a ella, respectivamente.[16] La FFS permite valorar el pronóstico de las vasculitis asociadas a ANCA en el momento del diagnóstico a partir de las manifestaciones clínicas y las alteraciones analíticas presentes al inicio de la enfermedad, con independencia del tratamiento prescrito y de las recidivas que el enfermo pueda presentar durante su curso.[17]

8.1   *Factores de mal pronóstico*

La edad y la creatinina en el momento del diagnóstico de las vasculitis asociadas a ANCA son los mayores factores predictivos de mortalidad.[17] La afectación cardíaca y la gastrointestinal también se relacionan con un peor pronóstico. Al contrario, la afectación otorrinolaringológica tiene un mejor pronóstico en cuanto a mortalidad en la granulomatosis de Wegener, ya que se asocia con menor frecuencia a nefropatía.[33] No hay relación entre los parámetros inflamatorios (VSG, PCR) y la gravedad de la enfermedad. La presencia de afectación renal grave se asocia, además, con una mayor resistencia al tratamiento convencional.[17]

La propia actividad de la enfermedad es la mayor causa de muerte en los primeros seis meses, y las infecciones son la causa más frecuente durante el seguimiento.[33] La poliangeítis microscópica tiene un pronóstico más sombrío que las granulomatosis de Wegener y de Churg-Strauss.

8.2 Recaídas

A pesar del tratamiento escalonado actual, las recaídas o brotes son frecuentes en las vasculitis asociadas a ANCA. Son más frecuentes en la granulomatosis de Wegener que en la poliangeítis microscópica, y suelen ser menos graves que las manifestaciones iniciales, ya que se detectan y tratan más precozmente. La mayoría de los enfermos sufren al menos una recaída durante el curso de la enfermedad.[17,34]

La afectación pulmonar y de vías respiratorias altas, y la presencia de PR3-ANCA, se asocian con un mayor riesgo de recidivas.[34]

No hay una clara relación entre la persistencia de ANCA positivos y el riesgo de recidiva, ni entre la negativización de los ANCA y la remisión de la enfermedad, aunque se ha sugerido que la persistencia de ANCA positivos se asociaría con un mayor riesgo de recaídas. Parece más evidente la asociación entre la positivización de los P-ANCA y la aparición de un brote de poliangeítis microscópica que entre la persistencia de los C-ANCA y la aparición de un brote de granulomatosis de Wegener.[33,34]

Sin duda, el mayor factor de riesgo de recidiva es la retirada del tratamiento inmunodepresor, aunque parece que cuanto mayor es la dosis de ciclofosfamida recibida menor es el riesgo.[34] Asimismo, la supresión precoz de los glucocorticoides se asocia con una mayor tasa de recidivas.[35] Por ello, se ha sugerido prolongar el tratamiento de mantenimiento con una dosis mínima de glucocorticoides y un inmunodepresor durante unos años, en especial en los pacientes con ANCA persistentemente positivos, aunque aún no hay estudios que avalen esta pauta terapéutica.[18,20] La administración de trimetroprima-sulfametoxazol se asocia con una menor tasa de recidivas en la granulomatosis de Wegener.[36]

Se aconseja un seguimiento prolongado de los pacientes con vasculitis asociadas a ANCA, ya que las recidivas pueden aparecer incluso tras varios años de inactividad de la enfermedad.[17,34]

Bibliografía

1. Gaffo AL. Diagnostic approach to ANCA-associated vasculitides. Rheum Dis Clin N Am. 2010; 36: 491-506.
2. Leavitt RY, Fauci AS, Bloch DA, Michel BA, Hunder GG, Arend WP, *et al.* The American College of Rheumatology 1990 criteria for the classification of Wegener's granulomatosis. Arthritis Rheum. 1990; 33: 1101-7.
3. Masi AT, Hunder GG, Lie JT, Michel BA, Bloch DA, Arend WP, *et al.* The American College of Rheumatology 1990 criteria for the classification of Churg-Strauss syndrome (allergic granulomatosis and angiitis). Arthritis Rheum. 1990; 33: 1094-100.
4. Jennette JC, Flak RJ, Andrassy K, Bacon PA, Churg J, Gross WL, *et al.* Nomenclature of systemic vasculitides. Proposal of an International Consensus Conference. Arthritis Rheum. 1994; 37: 187-92.
5. González-Gay MA, García-Porrúa C, Guerrero J, Rodríguez-Ledo P, Llorca J. The epidemiology of the primary systemic vasculitides in northwest Spain: implications of the Chapel-Hill consensus conference definition. Arthritis Rheum. 2003; 49: 388-93.
6. Hoffman GS, Specks U. Antineutrophil cytoplasmic antibodies. Arthritis Rheum. 1998; 41: 1521-37.
7. Sable-Fourtassou R, Cohen P, Mahr A, Pagnoux C, Mouthon L, Jayne D, *et al.* Antineutrophil cytoplasmic antibodies and the Churg-Strauss syndrome. Ann Intern Med. 2005; 143: 632-8.
8. Kallenberg CGM. Pathophisiology of ANCA-associated small vessel vasculitis. Curr Rheumatol Rep. 2010: 12: 399-405.
9. Savage COS. Pathogenesis of anti-neutrophil cytoplasmic autoantibody (ANCA)-associated vasculitis. Clin Exp Immunol. 2011; 164 (Suppl.1): 23-6.
10. Solans R, Bosch JA, Selva A, Orriols R, Vilardell M. Montelukast and Churg-Strauss syndrome. Thorax. 2002; 57: 183-5.
11. Hoffman GS, Kerr GS, Leavitt RY, Hallahan CV, Lebovics RS, Travis WD, *et al.* Wegener granulomatosis: an analysis of 158 patients. Ann Intern Med. 1992; 116: 488-98.
12. Solans-Laqué R, Bosch-Gil JA, Canela M, Lorente J, Pallisa E, Vilardell-Tarres M. Clinical features and therapeutic management of subglottic stenosis in patients with Wegener's granulomatosis. Lupus. 2008; 17: 832-6.
13. Guillevin L, Durand-Gasselin B, Cevallos R, Gayraud M, Lhote F, Callard P, *et al.* Microscopic polyangiitis: clinical and laboratory findings in eighty-five patients. Arthritis Rheum. 1999; 42: 421-30.
14. Solans R, Bosch JA, Pérez-Bocanegra C, Selva A, Huguet P, Alijotas J, *et al.* Churg-Strauss syndrome: outcome and long-term follow-up of 32 patients. Rheumatology. 2001; 40: 763-71.
15. Guillevin L, Cohen P, Gayraud M, Lothe F, Jarrouse B, Casassus P, *et al.* Churg-Strauss syndrome. Clinical study and long-term follow-up of 96 patients. Medicine (Balt). 1999; 78: 26-37.
16. Luqmani RA, Exley AR, Kitas GD, Bacon PA. Disease assessment and management of the vasculitides. Ballieres Clin Rheumatol. 1997; 11: 423-46.
17. Guillevin L, Lhote F, Gayraud M, Cohen P, Jarrouse B, Lortholary O, *et al.* Prognostic factors in polyarteritis nodosa and Churg-Strauss syndrome. A prospective study in 342 patients. Medicine (Balt). 1996; 75: 17-28.
18. Bosch X, Guilabert A, Espinosa G, Miralpeix E. Treatment of antineutrophil cytoplasmic antibody-associated vasculitis. A systematic review. JAMA. 2007; 298: 655-69.
19. Jayne D. Update on the European vasculitis Study Group trials (EUVAS). Curr Opin Rheumatol. 2001; 13: 48-55.
20. Mukhtyar C, Guillevin L, Cid MC, Dasgupta B, De Groot K, Gross W, *et al.* EULAR recommendations for the management of primary small and medium vessel vasculitis. Ann Rheum Dis. 2008; 68: 310-7.
21. Jayne D, Rasmusen N, Andrassy K, Bacon P, Cohen Tevaert JW, Dadoniene J, *et al.* A randomized trial of maintenance therapy for vasculitis associated with antineutrophil cytoplasmic autoantibodies. N Engl J Med. 2003; 349: 36-44.
22. De Groot K, Rasmussen N, Bacon PA, Tevaert JW, Feighery C, Gregorini G, *et al.* Randomized trial of cyclophosphamide versus methotrexate for induction of remission in early systemic cytoplasmic antibody-associated vasculitis. Arthritis Rheum. 2005; 52: 2461-9.

23. Pagnoux C, Marh A, Hamidou M, Boffa JJ, Ruivard M, Ducroix JP, *et al.* Azathioprine or methotrexate maintenance for ANCA-associated vasculitis. N Engl J Med. 2008; 359: 2790-803.

24. De Groot K, Harper L, Jayne D, Flores Suárez LF, Gregorini G, Gross WL, *et al.* Pulse versus daily oral cyclophosphamide for induction of remission in antineutrophil cytoplasmic antibody-associated vasculitis. A randomized trial. Ann Intern Med. 2009; 150: 670-80.

25. Hiemstra TF, Walsh M, Mahr A, Savage CO, De Groot K, Harper L, *et al.* Mycophenolate mofetil versus azathioprine for remission maintenance in antineutrophil cytoplasmic antibody-associated vasculitis. A randomized controlled trial. JAMA. 2010; 304: 2381-8.

26. Hernández-Rodríguez J, Hoffman GS, Koening CL. Surgical interventions and local therapy for Wegener granulomatosis. Curr Opin Rheumatol. 2010; 22: 29-36.

27. The Wegener's Etanercept Study Group. Etanercept plus standard therapy for Wegener's granulomatosis. N Engl J Med. 2005; 352: 351-61.

28. Jones RB, Cohen Tevaert JW, Hauser T, Luqmani R, Morgan MD, Peh CA, *et al.* Rituximab versus cyclophosphamide in ANCA-associated renal vasculitis. N Engl J Med. 2010; 363: 211-20.

29. Stone JH, Merkel PA, Spiera R, Seo P, Langford CA, Hoffman GS, *et al.* Rituximab versus cyclophosphamide for ANCA-associated vasculitis. N Engl J Med. 2010; 363: 221-32.

30. Mossing F, Gross WL, Herrmann K, Bremer JP, Hellmich B. Targeting interleukin-5 in refractory and relapsing Churg-Strauss syndrome. Ann Intern Med. 2011; 155: 341-3.

31. Flossmann O, Jayne DR. Long-term treatment of relapsing Wegener's granulomatosis with 15-deoxyspergualin. Rheumatology. 2010; 49: 556-62.

32. Walsh M, Chaudry A, Jayne D. Long-term follow-up of relapsing/refractory anti-neutrophil cytoplasm antibody associated vasculitis treated with the lymphocyte depleting antibody alentuzumab (CAMPATH-1H). Ann Rheum Dis. 2008; 67: 1322-7.

33. Bourgarit A, Le Toumelin P, Pagnoux C, Pascal C, Mahr A, Le Guern V, *et al.* Deaths occurring during the first year after treatment onset for polyarteritis nodosa, microscopic polyangiitis, and Churg-Strauss syndrome. A retrospective analysis of causes and factors predictive of mortality bases on 595 patients. Medicine. 2005; 84: 323-30.

34. Pagnoux C, Hogan SL, Chin H, Jenette JC, Falk RJ, Guillevin L, *et al.* Predictors of treatment resistance and relapse in antineutrophil cytoplasmic antibody associated small-vessel vasculitis: comparison of two independent cohorts. Arthritis Rheum. 2008; 58: 2908-18.

35. Walsh M, Merkel PA, Mahr A, Jayne D. Effects of duration of glucocorticoid therapy on relapse rate in antineutrophil cytoplasmic antibody-associated vasculitis: a meta-analysis. Arthritis Rheum. 2010; 62: 1166-73.

36. Stegeman CA, Tevaert JW, de Jong PE, Kallenberg CG. Thrimethoprim-sulfametoxazole (cotrimoxazole) for the prevention of relapses of Wegener's granulomatosis. Durch Co-Trimoxazole Wegener Study Group. N Engl J Med. 1996; 335: 16-20.

Capítulo 4

Vasculitis crioglobulinémica

M.A. Alba, S. Prieto-González, I. Tavera-Bahillo, M.C. Cid

Grupo de Investigación en Vasculitis
Servicio de Enfermedades Autoinmunes
Hospital Clínic
Barcelona

Dirección para correspondencia
Dra. Maria C. Cid Xutglà
mccid@clinic.ub.es

Introducción

Las crioglobulinas son inmunoglobulinas que, por sus peculiares características fisicoquímicas, tienen la capacidad de precipitar *in vitro* a temperaturas menores de 37 ºC y se disuelven de nuevo después de recalentarlas.[1] El término «crioglobulinemia» se refiere a la presencia de crioglobulinas en el suero, mientras que el de «vasculitis crioglobulinémica» designa la enfermedad que resulta de la inflamación vascular derivada de la presencia de crioglobulinas.[2]

Hasta el momento se desconoce la prevalencia exacta de esta enfermedad,[3] pero se sabe que es más común en el sur que en el norte de Europa y que en el continente americano.[4] En algunas series,[4] la relación entre hombres y mujeres afectados es de 1:3.

1 Clasificación

Hay tres subgrupos básicos de crioglobulinas, dependiendo de la clonalidad y del tipo de inmunoglobulinas (Ig) que las constituyen.[5] La clasificación de las crioglobulinemias, propuesta en 1974,[5] se basa en la buena correlación existente entre el tipo de crioglobulinas, las enfermedades asociadas y las manifestaciones clínicas.

El tipo I (10-15 % del total de los casos) incluye Ig monoclonales aisladas, generalmente una paraproteína IgM o con menos frecuencia IgG.[2,6] Este tipo de crioglobulinas suelen asociarse a una neoplasia hematológica, pero también pueden detectarse en una gammapatía monoclonal de significado incierto.

El tipo II y el tipo III se denominan crioglobulinas mixtas porque incluyen un componente tanto de IgM como de IgG. Se asocian a enfermedades autoinmunes sistémicas, neoplasias hematológicas o agentes infecciosos.[2] La crioglobulinemia de tipo II (50-60 %) está constituida por una IgM monoclonal con actividad de factor reumatoide y una IgG policlonal. La fracción monoclonal puede estar representada, en raros casos, por una

IgA o una IgG.[2,6] Finalmente, en el tipo III (25-50 %) ambas Ig son policlonales. En fechas recientes se ha propuesto un estadio de transición entre el tipo III y el II, constituido por una IgM oligoclonal acompañada de Ig policlonales.[7,8]

2   Etiología

La crioglobulinemia puede estar producida por agentes infecciosos, enfermedades autoinmunes sistémicas o neoplasias. En todo el mundo, la infección por el virus de la hepatitis C (VHC) es la principal causa de crioglobulinemia.[9] La prevalencia de la infección por el VHC en los pacientes con crioglobulinemia mixta varía entre el 30 y el 100 %, dependiendo de la serie analizada.[10] Por otro lado, la presencia de crioglobulinas puede documentarse en el 5 a 60 % de los pacientes con enfermedad de Sjögren, que es la enfermedad autoinmune sistémica que con mayor frecuencia se asocia a crioglobulinemia.[11] En los pacientes con enfermedad de Sjögren y crioglobulinas se observan más a menudo manifestaciones extraglandulares, como afectación articular, vasculitis y neuropatía periférica. En la tabla 1 se resumen las principales enfermedades relacionadas con la presencia de crioglobulinas.

Aproximadamente en el 10 % de los pacientes no puede establecerse desde el inicio el origen de las crioglobulinas. En estos casos, la crioglobulinemia se considera idiopática o esencial[1] y se necesitan reevaluaciones frecuentes para identificar algún probable factor desencadenante.

3   Fisiopatología

Las crioglobulinas se generan a consecuencia de la expansión clonal de los linfocitos B o células plasmáticas en el contexto de enfermedades hemato-oncológicas, o por estimulación persistente del sistema inmunitario desencadenada por infecciones crónicas o enfermedades autoinmunes.[2] En el caso particular de la infección por el virus linfotrópico de la hepatitis C, la estimulación crónica de los linfocitos B está promovida por la interacción de la proteína de envoltura E2 del virus y la molécula CD81, que se expresa tanto en los hepatocitos como en los linfocitos T y B.[12-14] Se ha demostrado que los crioprecipitados de los pacientes con crioglobulinemia relacionada con el VHC contienen proteínas y RNA viral, además de inmunoglobulinas y fracciones del complemento.[15,16]

La precipitación de las crioglobulinas a bajas temperaturas es un suceso documentado in vitro. Sin embargo, in vivo, el mecanismo de la crioprecipitación tisular no está bien establecido, y la temperatura no parece ser el único factor que afecta la solubilidad de estas inmunoglobulinas.[17] Entre las características físicas que favorecen el depósito de crioglobulinas en los tejidos se incluyen la escasez de residuos de tirosina, la abundancia

	Frecuente	**Menos frecuente**	**Raro***
Infecciones	VHC	VHB VIH	*Streptococcus* spp., *Brucella* spp., *Coxiella* spp., *Klebsiella* spp., *Chlamydia* spp., tuberculosis, lepra, VHA, CMV, parvovirus B-19, VEB, *Plasmodium*, amebiasis, toxoplasmosis, enfermedad de Lyme, sífilis, coccidiodomicosis, esquistosomiasis, tripanosomiasis
Enfermedades autoinmunes	Síndrome de Sjögren	Lupus eritematoso sistémico Artritis reumatoide	Esclerosis sistémica, síndrome antifosfolípido, miopatías inflamatorias, enfermedad de Still, poliarteritis nudosa, arteritis de células gigantes, arteritis de Takayasu, vasculitis asociadas a ANCA, tiroiditis autoinmune, sarcoidosis, pénfigo vulgar
Cáncer	Linfoma de células B	Mieloma múltiple Macroglobulinemia de Waldeström	Linfoma de Hodgkin, leucemia linfática crónica, leucemia mieloide crónica, mielodisplasia, enfermedad de Castleman, carcinoma hepatocelular, cáncer papilar de tiroides, adenocarcinoma de pulmón, carcinoma de células renales, carcinoma nasofaríngeo
Otras		Cirrosis alcohólica	Trimetoprima-sulfametoxazol, interferón alfa, cocaína, medios de contraste intravenosos, vacuna contra la gripe, BCG intravesical, enfermedad de moyamoya, endocarditis

ANCA: anticuerpos anticitoplasma de neutrófilos; BCG: bacilo de Calmette-Guérin; CMV: citomegalovirus; VEB: virus de Epstein-Barr; VHA: virus de la hepatitis A; VHB: virus de la hepatitis B; VHC: virus de la hepatitis C; VIH: virus de la inmunodeficiencia humana.
*En algunos de estos procesos es posible que la asociación sea fortuita.

Tabla 1. Principales procesos asociados a crioglobulinemia.[2,6]

relativa de aminoácidos hidrófobos y las reducidas concentraciones de galactosa y de ácido siálico en la porción glucosilada de dichas moléculas.[18] De manera particular, en la crioglobulinemia de tipo II el factor que principalmente influye en la precipitación es la formación de grandes complejos IgM-IgG unidos a complemento.[19]

El mecanismo de daño tisular mediado por crioglobulinas tampoco está totalmente esclarecido, aunque la precipitación de las Ig en la microcirculación y la inflamación vascular mediada por inmunocomplejos parecen desempeñar un papel primordial.[2] La precipitación intravascular con oclusión de los vasos pequeños es más común en la crioglobulinemia de tipo I, que se acompaña de altas concentraciones de crioglobulinas y se asocia con síndrome de hiperviscosidad. Por otro lado, la vasculitis mediada por inmunocomplejos es más frecuente en las crioglobulinemias mixtas. En la crioglobulinemia de tipo II, la IgM monoclonal se une a la IgG y a fracciones del complemento (principalmente C1q, que puede unirse a receptores en las células endoteliales), generando complejos de gran tamaño que precipitan con más facilidad.[2]

4 Manifestaciones clínicas

La mayoría de los pacientes con crioglobulinas circulantes permanecerán asintomáticos. De hecho, se estima que sólo un 2 a 50 % de los pacientes con crioglobulinas presentarán síntomas. El desarrollo de las manifestaciones clínicas varía en función de la edad, la enfermedad subyacente y las características físicas de las crioglobulinas.[20-22] Los pacientes pueden presentar manifestaciones clínicas relacionadas con un síndrome de hiperviscosidad, con la oclusión vascular por crioglobulinas precipitadas en zonas acras y con la inflamación vascular (vasculitis) resultante del depósito de inmunocomplejos. Estos tres mecanismos no son completamente excluyentes, pero predominan según el tipo de crioglobulinemia.

4.1 Síndrome de hiperviscosidad

Se desarrolla sobre todo en pacientes con crioglobulinemia de tipo I, y es muy poco común (<3 %) en aquellos con crioglobulinemia mixta.[23] Los principales síntomas son neurológicos (cefalea, confusión), oculares (visión borrosa o amaurosis), otorrinolaringológicos (epistaxis, pérdida de la audición) y cutáneos (acrocianosis, fenómeno de Raynaud, úlceras tórpidas o gangrena, que también pueden producirse por precipitación y vasculitis).[2,6] El fenómeno de Raynaud suele observarse en las manos, los pies, los labios, las orejas y la nariz. En raros casos puede haber insuficiencia renal aguda por crioprecipitación masiva intratubular. La determinación de la viscosidad suele ser de ayuda para corroborar este síndrome.[24]

4.2 Vasculitis crioglobulinémica

Los pacientes con crioglobulinemia mixta suelen presentar este tipo de manifestación clínica, que es menos frecuente en la crioglobulinemia de tipo I.

La presentación clínica más habitual incluye la tríada de púrpura palpable, artralgias y debilidad, que se presenta hasta en el 80 % de los pacientes al inicio de la enfermedad.[21,22]

Puede haber un síndrome constitucional con fiebre o febrícula, aunque es menos frecuente que en otras vasculitis sistémicas. La afectación articular (presente en el 44-71 % de los pacientes) consiste en artralgias de muñecas, manos y rodillas, con o sin signos de inflamación.[21,22] Aproximadamente el 10 % de los enfermos tendrán artritis no erosiva.[25]

4.2.1 Manifestaciones cutáneas

La afectación cutánea representa la manifestación clínica más frecuente de la vasculitis crioglobulinémica.[21] Es característica la presencia de púrpura palpable (55-100 %)[6,21,22,26,27] (véase la figura 1), con lesiones ortostáticas petequiales de pequeño tamaño localizadas preferentemente en los miembros inferiores. Aunque con menos frecuencia, pueden observarse también lesiones ampollosas o vesiculares. La púrpura se debe a la extravasación de los hematíes como consecuencia de la inflamación de vasos pequeños (capilares y vénulas poscapilares). Aparece típicamente en las piernas y luego se extiende a la región abdominal y con menos frecuencia al tórax y los brazos (la cara no suele afectarse) (véase la figura 1). Los brotes de púrpura palpable suelen ser intermitentes y su aparición puede ir precedida de parestesias o sensación urente local.[2] El frío puede aumentar estas lesiones, que predominan durante la tarde-noche debido a factores hemodinámicos resultantes de la bipedestación prolongada.[6,21] Las lesiones purpúricas suelen curar dejando cicatrices hiperpigmentadas por el depósito de hemosiderina.

La púrpura aislada tiene un buen pronóstico, con recuperación espontánea por lo general en menos de 1 semana. Cuando las lesiones coalescen y forman úlceras (10 % de los casos, normalmente alrededor del maléolo) o hay isquemia de las regiones distales (dedos de las manos o de los pies, labios, pabellón auricular, nariz), la evolución no

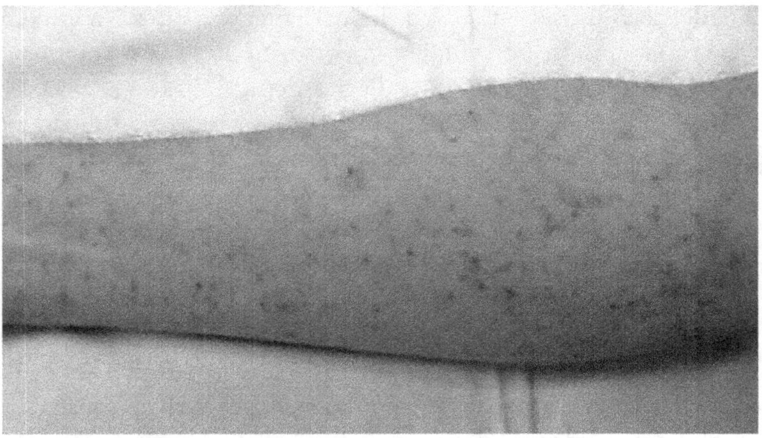

Figura 1. Púrpura palpable de miembros superiores en un paciente con crioglobulinemia mixta.

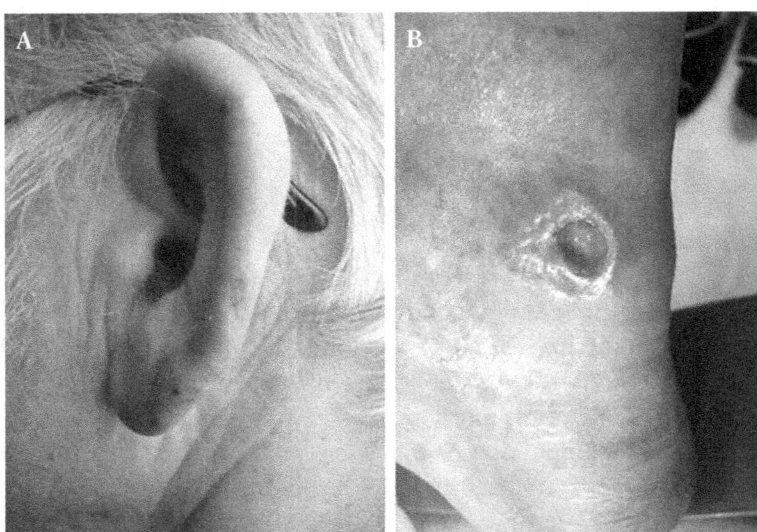

*Figura 2. Manifestaciones secundarias a crioprecipitación y vasculitis crioglobulinémica
en un paciente con crioglobulinemia de tipo I debida a gammapatía monoclonal de significado incierto.
A) Isquemia del pabellón auricular. B) Úlcera tórpida perimaleolar.*

suele ser favorable[6,21-23,26] (véase la figura 2). La presencia de livedo racemosa y úlceras cutáneas es indicativa de la afectación de vasos de mayor calibre, como arterias de pequeño tamaño.

4.2.2   Manifestaciones renales

En el momento del diagnóstico, un 20 % de los pacientes con vasculitis crioglobulinémica desarrollarán nefropatía, y este porcentaje aumenta a un 30 a 60 % durante el curso de la enfermedad (en general a los dos años del diagnóstico).[4,21,26,27] La afectación renal suele ser de evolución lenta, pero es una de las principales causas de morbilidad y mortalidad. Se estima que cerca del 14 % de los casos desarrollarán insuficiencia renal crónica en un período de seis años.[28] Además, el 15 % fallecerán en un lapso de 10 años a consecuencia del daño renal provocado por el depósito de crioglobulinas.

La afectación renal suele presentarse después de un brote de púrpura palpable, aunque en el 30 a 80 % de los casos no se documenta afectación extrarrenal simultánea.[29,30] La presentación más común (50 %) es con hematuria microscópica o proteinuria aislada, con grados variables de aumento de la creatinina sérica (40-60 % de los pacientes tienen Cr >1,5 mg/dl).[4,21,22,26,27] Otras formas de presentación clínica menos habituales son síndrome nefrótico (20 %), síndrome nefrítico (14-20 %)[29] o insuficiencia renal aguda (10 %).[29]

El patrón histológico más frecuente es el de una glomerulonefritis membranoproliferativa de tipo I (80 % de los casos). Con mucha menor frecuencia puede detectarse una glomerulonefritis mesangial (15 %). Otras presentaciones más raras incluyen una glomerulonefritis membranosa o proliferativa focal.[29,30]

4.2.3 Manifestaciones neurológicas

Un 17 a 86 % de los enfermos desarrollan neuropatía periférica,[6,21,22,27] que puede ser el primer signo de la enfermedad. Los síntomas principales son parestesias o dolor en los miembros inferiores, que suelen empeorar por la noche. La afectación sensitiva suele preceder a la motora.[2] Los estudios de electromiografía y de neuroconducción revelarán una polineuropatía sensorial simétrica de predominio sensitivo o una mononeutiris múltiple.[31] Los nervios que más se afectan son el sural y el peroneo. En algunos pacientes, la forma de presentación es una neuropatía rápidamente progresiva y grave que provoca invalidez funcional crónica importante.[32] Por otra parte, el sistema nervioso central se afecta con mucha menos frecuencia (aproximadamente el 6 % de los pacientes).[22,26] La presentación clínica más característica consiste en infartos o hemorragias cerebrales (menos habituales).[22,26]

4.2.4 Otras manifestaciones

Los pacientes con crioglobulinemia pueden presentar síntomas en la totalidad de los órganos del cuerpo, aunque la involucración de órganos y sistemas adicionales a los mencionados es infrecuente. El 2 a 6 % de estos enfermos tienen manifestaciones gastrointestinales, en ocasiones con isquemia intestinal.[22,27] La afectación pulmonar se observa en menos del 5 % de los pacientes. Se han descrito casos de derrame pleural aislado, enfermedad pulmonar intersticial por alveolitis subclínica o hemorragia alveolar franca.[21,22]

Las manifestaciones más raras de la crioglobulinemia incluyen casos de vasculitis miocárdica, pericarditis o insuficiencia cardíaca congestiva.[2] Como dato adicional, la mitad de los pacientes experimentan xerostomía y xeroglosia.[4,17] Finalmente, ya que un número importante de estos pacientes tienen infección crónica por el VHC, durante su curso evolutivo pueden aparecer manifestaciones propias de una hepatopatía crónica.

- *Crioglobulinemia y cáncer.* Entre el 5 y el 20 % de los pacientes con crioglobulinemia puede desarrollar un síndrome linfoproliferativo durante el curso evolutivo, generalmente de cinco a diez años después del diagnóstico. La neoplasia maligna que se diagnostica con más frecuencia en estos casos son los linfomas no Hodgkin de células B.[33-37] De éstos, la mitad son de bajo grado (inmunocitoma, tumores MALT [tejido linfoide asociado a las mucosas], linfomas foliculares) y el resto neoplasias más agresivas, como linfomas B de células grandes, linfomas linfoplasmocíticos o linfomas nodales de zona marginal.[21,22,38] La desaparición de las crioglobulinas, la presencia de factor reumatoide positivo y valores anormalmente altos de C4 se han relacionado con la presencia de linfomas. Otras neoplasias reportadas en pacientes con crioglobulinemia incluyen el carcinoma hepatocelular, debido a la infección por el VHC, y el papilar de tiroides.

- *Vasculitis crioglobulinémica grave.* En raras ocasiones los pacientes pueden desarrollar una vasculitis diseminada que involucra vasos de mediano y pequeño tamaño, con afectación simultánea de varios órganos.[20,39,40] Esta complicación grave puede afectar a la piel, los riñones, el pulmón (hemorragia alveolar), el sistema nervioso central y el tracto gastrointestinal.[41] La fiebre, un criocrito elevado y un gran descenso de la fracción C3 del complemento se han relacionado con este tipo de presentación.[41]

5   Diagnóstico

El consenso internacional de Chapel-Hill[42] de 1994 define esta enfermedad como una vasculitis con inmunodepósitos de crioglobulinas, que afecta a vasos de pequeño tamaño (capilares, vénulas o arteriolas) y que se acompaña de crioglobulinas en suero (la piel y los glomérulos generalmente están involucrados).

El diagnóstico de la vasculitis crioglobulinémica se basa en la combinación de datos clínicos, de pruebas de laboratorio y de hallazgos histológicos característicos. La demostración de crioglobulinas en suero es una condición indispensable para establecer el diagnóstico. Para poder evidenciarlas, es necesario un manejo adecuado de las muestras. La sangre debe recogerse en tubos precalentados a 37-40 °C, y hay que asegurarse de que la temperatura nunca descienda a menos de 37 °C.[43] Posteriormente, el suero se mantiene a 4 °C durante siete días.

La precipitación de las crioglobulinas de tipo I suele ocurrir en pocas horas, mientras que las de tipo II y III pueden requerir varios días para precipitar.[43] Una prueba negativa no excluye el diagnóstico debido a la posibilidad de un resultado falso negativo, por el manejo inadecuado de la muestra o por inconsistencia de las técnicas de laboratorio.[43] Además, la concentración de las crioglobulinas puede fluctuar, dependiendo de su precipitación *in vivo* en los vasos afectados. Por ello, cuando hay una alta sospecha de vasculitis crioglobulinémica deben realizarse varias determinaciones.[44]

Las crioglobulinas pueden cuantificarse indirectamente determinando la concentración de proteínas totales en el crioprecipitado y por la estimación del criocrito.[44] En general, la concentración de crioglobulinas es mayor de 5 g/l en el tipo I, y menor en los tipos II y III. La cuantificación del criocrito es importante porque la cantidad de crioproteína sérica puede correlacionarse con la gravedad de las manifestaciones clínicas, y además es útil para monitorizar la respuesta al tratamiento, en particular en los pacientes con síndrome de hiperviscosidad.[44] La inmunofijación del crioprecipitado permite identificar el tipo de crioglobulinas.[2]

Además de la determinación de las crioglobulinas es recomendable realizar las siguientes pruebas de laboratorio: niveles de complemento, pruebas de funcionamiento renal y hepático, factor reumatoide, serologías para VHC, VHB y VIH debido a la frecuente coinfección y al hecho de que, de manera infrecuente, la infección por el VHB y por el VIH pueden, por sí mismas, desencadenar crioglobulinemia. La detección de anticuerpos antinucleares, anti-DNA, anti-Ro y anti-La será útil para completar el estudio etiológico.[2]

La demostración histológica de vasculitis y crioglobulinas precipitadas corrobora el diagnóstico. Las crioglobulinas precipitadas aparecen *in vivo* como trombos hialinos que ocluyen los vasos de pequeño calibre, incluyendo los microvasos endoneurales y los ovillos glomerulares. La presencia de trombos hialinos es más probable cuando el componente monoclonal en las crioglobulinas de tipo I y II es abundante, como en las crioglobulinemias con componente monoclonal como las de tipo I y II.[2] El típico patrón histológico de la vasculitis crioglobulinémica consiste en un infiltrado inflamatorio mixto que involucra a los vasos pequeños y con menos frecuencia a los medianos. Además, puede haber necrosis fibrinoide. Los órganos mayormente afectados son la piel, los riñones y el sistema nervioso periférico.

La biopsia de las lesiones purpúricas mostrará vasculitis leucocitoclástica de los capilares y de las vénulas poscapilares. En caso de afectación renal, la biopsia suele demostrar una glomerulonefritis membranoproliferativa con trombos intraluminales hialinos que contienen IgM, IgG y C3, además de depósitos endomembranosos e infiltrados inflamatorios glomerulares.[29,45] La presencia de semilunas (10-20 %), vasculitis necrosante renal (5-30 %) o inflamación intersticial es menos habitual.[29,45] La afectación de los nervios periféricos se caracteriza por vasculitis de los vasos perineurales y endoneurales, con grados variables de degeneración axonal y desmielinización.[2] La afectación de los vasos endoneurales es más común que en otras vasculitis sistémicas. Estos capilares endoneurales están engrosados e inflamados, y hay una extravasación de eritrocitos y macrófagos (púrpura endoneural).[2] La inmunofluorescencia indirecta puede identificar depósitos de inmunoglobulinas y complemento en los vasos de la piel, del riñón y nervio periférico.[2]

Dado que la presencia de crioglobulinas no es suficiente para establecer el diagnóstico de crioglobulinemia, y como no siempre es posible obtener datos histológicos característicos, se han propuesto unos criterios preliminares para la clasificación de la vasculitis crioglobulinémica que consideran los datos clínicos y serológicos más característicos.[46]

6 Tratamiento

En el tratamiento de la crioglobulinemia deben considerarse dos aspectos fundamentales: el etiológico y el sintomático. El tratamiento etiológico ira dirigido hacia la causa de la crioglobulinemia (infecciones, enfermedades autoinmunes, neoplasias), y el sintomático se encaminará a limitar los síntomas y el daño orgánico derivado de la inflamación y de la oclusión vascular.[2,6,47]

6.1   Tratamiento etiológico

6.1.1   Síndromes linfoproliferativos y neoplasias hematológicas

En los enfermos con estos procesos el tratamiento etiológico será, obviamente, el de la enfermedad de base. Una situación compleja es el tratamiento de los pacientes con síndromes linfoproliferativos de bajo grado, que desde el punto de vista hemato-oncológico no requerirían tratamiento, pero que presentan manifestaciones moderadas a graves relacionadas con la crioglobulinemia. Este contexto es parecido a la crioglo-bulinemia esencial de tipo I o II, en la cual, por definición, hay una expansión clonal ya sea de linfocitos B o de células plasmáticas. Esta situación es un tema no resuelto y la actitud debe individualizarse para cada paciente. En los pacientes con manifesta-ciones leves puede ser suficiente un tratamiento sintomático. Con el paso del tiempo, las manifestaciones suelen hacerse más graves y requieren un tratamiento más intenso. Aunque los glucocorticoides a dosis moderadas-altas son eficaces, los pacientes no suelen responder satisfactoriamente o sólo de manera transitoria a las pautas inmu-nodepresoras aplicadas en las vasculitis sistémicas. En estos casos probablemente haya que añadir un tratamiento más dirigido. Si hay una expansión clonal B, el rituximab, anticuerpo monoclonal quimérico anti-CD20, puede tener un papel crucial.[48] Cuando la expansión clonal es de células plasmáticas, el rituximab no tiene un sentido claro y es probable que los nuevos tratamientos no citostáticos del mieloma múltiple, como el bortezomib o los inmunomoduladores derivados de la talidomida, puedan ocupar algún lugar.[49,50] Esta aproximación no se ha probado formalmente, pero se han descrito pacientes con crioglobulinemia de tipo I esencial que han respondido al bortezomib[49,50] y, por otro lado, está claro que el tratamiento indiscriminado de la crioglobulinemia esencial con rituximab tiene una eficacia variable,[48] que probablemente depende de si el trastorno subyacente se debe a expansiones clonales de linfocitos B capaces de responder al rituximab o de células plasmáticas que, al no expresar CD20, no pueden sufrir depleción.

6.1.2   Vasculitis crioglobulinémica asociada al VHC

En nuesto medio, más del 80 % de las vasculitis crioglobulinémicas están asociadas a infección por el VHC, y en todos estos pacientes debe intentarse la erradicación del virus si no hay contraindicaciones para el tratamiento.[2,47] Hay que destacar que incluso sin conseguir erradicar el virus, la carga viral suele disminuir y las manifestaciones clínicas mejoran en un 60 a 100 % de los pacientes, por lo que los criterios de respuesta y tratamiento no son equiparables a los de su indicación para tratar la hepatitis crónica.[51-58] Sin embargo, en los pacientes mayores de 65 años la tolerabilidad del tratamiento es baja y muchas veces los efectos secundarios obligan a suspenderlo. El tratamiento actual incluye la combinación de ribavirina e interferón alfa (IFN-α) pegilado.[2,51]. Los pacientes con VHC de los genotipos 2 y 3 responden más favorablemente a este régimen, con índices de respuesta virológica mantenida a las 24 semanas del 75 a 90 %, mientras que los pacientes con los genotipos 1 y 4 tienen una menor probabilidad de lograr una respuesta virológica completa (45-52 %). La combinación de IFN-α y ribavirina en la vasculitis por VHC produce una mejoría cercana al 100 % en las manifestaciones cutáneas, del 50 % en las manifestaciones renales y del 25 a 75 % en la neuropatía periférica. Lamentablemente, hasta un tercio de los pacientes que reciben tratamiento antiviral sufrirá recaídas a pesar de tener una respuesta virológica inicial apropiada.[52-58]

La dosis recomendada de IFN-α 2b pegilado es de 1-5 µg/kg por vía subcutánea a la semana, y la de IFN-α 2a es de 180 µg/kg por vía subcutánea a la semana. Uno u otro debe asociarse a ribavirina en dosis de 800 mg por vía oral al día (<65 kg de peso), 1 g por vía oral al día (65-85 kg), 1,2 g por vía oral al día (85-105 kg) o 1,4 g por vía oral al día (>105 kg), durante 48 semanas para los genotipos 1 y 4, mientras que 24 semanas pueden ser suficientes para los genotipos 2 y 3.[2] La reducción de la carga viral suele preceder a la disminución tanto del criocrito como de la IgM, el factor reumatoide y las cifras de alanina aminotransferasas. Las crioglobulinas pueden persistir positivas incluso tras la resolución de los síntomas. La púrpura tiende a responder rápidamente, mientras que la neuropatía y la nefropatía responden con más lentitud. El uso de IFN-α está limitado por su eficacia transitoria, y suele verse un efecto rebote de los síntomas después de la suspensión del fármaco.[6] Incluso, el tratamiento con IFN-α puede exacerbar o agravar las lesiones renales, la neuropatía y las úlceras cutáneas.[60] Por esta razón es importante frenar el daño inmunomediado con glucocorticoides e instaurar en un segundo tiempo el tratamiento antiviral. En los pacientes con enfermedad leve, una dieta con bajo contenido de antígenos (dieta LAC, que consiste en arroz, vegetales frescos, fruta, carne blanca y té) en combinación con glucocorticoides puede mejorar la púrpura, así como la debilidad y las artralgias.[61]

La falta de respuesta virológica en las semanas 12 y 24 se asocia a una baja probabilidad de obtener una respuesta viral mantenida,[55] y debe suspenderse el tratamiento antiviral si no se obtiene mejoría de los síntomas. Los efectos adversos más frecuentes relacionados con el uso de IFN-α son fiebre o febrícula, artromialgias, citopenias, depresión y tiroiditis autoinmune, mientras que el principal efecto adverso relacionado con la ribavirina es la anemia hemolítica.[2]

6.2   Tratamiento sintomático

Los pacientes con púrpura intensa o poliartritis leve pueden responder a tratamientos puntuales con dosis bajas de glucocorticoides. Cuando hay manifestaciones más graves, el tratamiento de la vasculitis crioglobulinémica es similar al de otras vasculitis sistémicas y se basa en altas dosis de glucocorticoides en combinación con algún inmunodepresor.[2] En caso de úlceras cutáneas, neuropatía sensorial o motora, glomerulonefritis u otra manifestación potencialmente grave, puede iniciarse prednisona o su equivalente en dosis de 1 mg/kg al día, sin exceder los 80 mg.[2] En los casos graves este tratamiento puede ir precedido por bolos de metilprednisolona (0,5-1 g/d) durante tres días y combinado con ciclofosfamida por vía oral (2 mg/kg al día) o en pulsos intravenosos (750 mg/m² mensuales).[2,6] Para el tratamiento de mantenimiento se recomienda azatioprina (2 mg/kg al día) o micofenolato de mofetilo (1 g dos veces al día), aunque no son muy eficaces.[2,6] Los pacientes deben recibir medidas de protección ósea, y aquellos tratados con ciclofosfamida profilaxis para la infección por *Pneumocystis jiroveci*.

En los pacientes cuya enfermedad pone en peligro inmediato su vida y para aquellos con síndrome de hiperviscosidad, los recambios plasmáticos pueden ser de utilidad.[2] Sin embargo, los recambios no influyen sobre la enfermedad subyacente y después de finalizar el procedimiento pueden ir seguidos de un rebrote en la producción de crioglobulinas.[2] El uso de ciclofosfamida durante seis semanas después de la plasmaféresis puede prevenir el aumento subsiguiente de las crioglobulinas.[2]

Entre las nuevas opciones de tratamiento para la crioglobulinemia, tanto la asociada al VHC como la relacionada con expansiones clonales o linfoproliferativas de linfocitos B, el medicamento más prometedor es el rituximab.[62-66] Recientemente se han publicado algunos estudios con resultados prometedores.[67-70] Los pacientes tratados con rituximab más tratamiento antiviral alcanzan antes la remisión clínica y obtienen mejores tasas de remisión completa que aquellos que sólo reciben tratamiento antiviral.[67,68] Puesto que el rituximab en dosis altas puede dar lugar a un incremento de la replicación viral, existen reservas en cuanto a su utilización en pacientes con hepatopatía crónica. Sin embargo, un estudio abierto muestra la seguridad del rituximab en estos pacientes, en quienes la función hepática incluso tiende a mejorar.[69] Aunque algunos pacientes logran remisiones mantenidas, las recurrencias son frecuentes. Se han publicado los resultados iniciales de un estudio prospectivo que demuestra la utilidad de dosis menores de rituximab (dos dosis de 120 mg/m²).[70]

Se ha comunicado que en los pacientes con crioglobulinemia mixta el rituximab puede formar complejos con la IgM kappa con actividad de factor reumatoide, provocando el depósito de estos inmunocomplejos y produciendo una reagudización clínica.[71] Los pacientes con altas concentraciones de crioglobulinas, grados intensos de activación de complemento y que han recibido la dosis de rituximab definida para la artritis reumatoide (1 g × 2 dosis separadas 2 semanas) son los que tienen mayor riesgo de presentar este fenómeno.[71]

7 Pronóstico

La evolución del síndrome varía ampliamente, según su etiología, el tipo de crioglobulinas y el daño visceral. Cerca de la mitad de los pacientes tendrán una enfermedad crónica sin afectación de órganos vitales, un tercio se presentarán con enfermedad moderada-grave con insuficiencia renal crónica o cirrosis secundaria al VHC, y un 15 % presentarán una enfermedad aguda grave que pone en peligro su vida.[41] En general, los pacientes con crioglobulinemia tienen una menor supervivencia a 10 años en relación con la población general. Como factores de mal pronóstico se incluyen el sexo masculino, la edad mayor de 60 años, la presencia de glomerulonefritis, la afectación gastrointestinal o pulmonar, la infección crónica por el VHC (por desarrollo de cirrosis, neoplasias hematológicas), un criocrito alto, valores bajos de C3, creatinina elevada en el momento del diagnóstico y crioglobulinemia de tipo II, ya que suele producir una mayor afección visceral.[21,27,28]

Bibliografía

1. Cacoub P, Costedoat-Chalumeau N, Lidove O, Alric L. Cryoglobulinemia vasculitis. Curr Opin Rheumatol. 2002; 14: 29-35.
2. Ramos-Casals M, Stone JH, Cid MC, Bosch X. The cryoglobulinaemias. Lancet. 2012; 379: 348-60.
3. Trendelenburg M, Schifferli JA. Cryoglobulins are not essential. Ann Rheum Dis. 1998; 57: 3-5.
4. Ferri C. Mixed cryoglobulinemia. Orphanet J Rare Dis. 2008; 3: 25.
5. Brouet JC, Clauvel JP, Danon F, Klein M, Seligmann M. Biologic and clinical significance of cryoglobulins. A report of 86 cases. Am J Med. 1974; 57: 775-88.
6. Tedeschi A, Barate C, Minola E, Morra E. Cryoglobulinemia. Blood Rev. 2007; 21: 183-200.
7. Musset L, Diemert MC, Taibi F, Thi Huong Du L, Cacoub P, Leger JM, *et al.* Characterization of cryoglobulins by immunoblotting. Clin Chem. 1992; 38: 798-802.
8. Tissot JD, Schifferli JA, Hochstrasser DF, Pasquali C, Spertini F, Clement F, *et al.* Two-dimensional polyacrylamide gel electrophoresis analysis of cryoglobulins and identification of an IgM-associated peptide. J Immunol Methods. 1994; 173: 63-75.
9. Ferri C, Greco F, Longombardo G, Palla P, Moretti A, Marzo E, *et al.* Association between hepatitis C virus and mixed cryoglobulinemia. Clin Exp Rheumatol. 1991; 9: 621-4.
10. Sansonno D, Carbone A, De Re V, Dammacco F. Hepatitis C virus infection, cryoglobulinaemia, and beyond. Rheumatology (Oxford). 2007; 46: 572-8.
11. Tzioufas AG, Manoussakis MN, Costello R, Silis M, Papadopoulos NM, Moutsopoulos HM. Cryoglobulinemia in autoimmune rheumatic diseases. Evidence of circulating monoclonal cryoglobulins in patients with primary Sjögren's syndrome. Arthritis Rheum. 1986; 29: 1098-104.
12. Ferri C, Antonelli A, Mascia MT, Sebastiani M, Fallahi P, Ferrari D, *et al.* HCV-related autoimmune and neoplastic disorders: the HCV syndrome. Dig Liver Dis. 2007; 39 (Suppl 1): S13-21.
13. Pileri P, Uematsu Y, Campagnoli S, Galli G, Falugi F, Petracca R, *et al.* Binding of hepatitis C virus to CD81. Science. 1998; 282: 938-41.
14. Chen PP, Fong S, Goni F, Silverman GJ, Fox RI, Liu MF, *et al.* Cross-reacting idiotypes on cryoprecipitating rheumatoid factor. Springer Semin Immunopathol. 1988; 10: 35-55.
15. Sansonno D, Cornacchiulo V, Iacobelli AR, Di Stefano R, Lospalluti M, Dammacco F. Localization of hepatitis C virus antigens in liver and

skin tissues of chronic hepatitis C virus-infected patients with mixed cryoglobulinemia. Hepatology. 1995; 21: 305-12.

16. Sansonno D, Lauletta G, Nisi L, Gatti P, Pesola F, Pansini N, *et al.* Non-enveloped HCV core protein as constitutive antigen of cold-precipitable immune complexes in type II mixed cryoglobulinaemia. Clin Exp Immunol. 2003; 133: 275-82.

17. Ferri C, Antonelli A, Mascia MT, Sebastiani M, Fallahi P, Ferrari D, *et al.* B-cells and mixed cryoglobulinemia. Autoimmun Rev. 2007; 7: 114-20.

18. Mizuochi T, Pastore Y, Shikata K, Kuroki A, Kikuchi S, Fulpius T, *et al.* Role of galactosylation in the renal pathogenicity of murine immunoglobulin G3 monoclonal cryoglobulins. Blood. 2001; 97: 3537-43.

19. Sansonno D, Dammacco F. Hepatitis C virus, cryoglobulinaemia, and vasculitis: immune complex relations. Lancet Infect Dis. 2005; 5: 227-36.

20. Ferri C, Zignego AL, Pileri SA. Cryoglobulins. J Clin Pathol. 2002; 55: 4-13.

21. Ferri C, Sebastiani M, Giuggioli D, Cazzato M, Longombardo G, Antonelli A, *et al.* Mixed cryoglobulinemia: demographic, clinical, and serologic features and survival in 231 patients. Semin Arthritis Rheum. 2004; 33: 355-74.

22. Trejo O, Ramos-Casals M, García-Carrasco M, Yagüe J, Jiménez S, de la Red G, *et al.* Cryoglobulinemia: study of etiologic factors and clinical and immunologic features in 443 patients from a single center. Medicine (Balt). 2001; 80: 252-62.

23. Della Rossa A, Tavoni A, Bombardieri S. Hyperviscosity syndrome in cryoglobulinemia: clinical aspects and therapeutic considerations. Semin Thromb Hemost. 2003; 29: 473-7.

24. Treon SP. How I treat Waldenstrom macroglobulinemia. Blood. 2009; 11: 2375-85.

25. Wener MH, Hutchinson K, Morishima C, Gretch DR. Absence of antibodies to cyclic citrullinated peptide in sera of patients with hepatitis C virus infection and cryoglobulinemia. Arthritis Rheum. 2004; 50: 2305-8.

26. Rieu V, Cohen P, Andre MH, Mouthon L, Godmer P, Jarrousse B, *et al.* Characteristics and outcome of 49 patients with symptomatic cryoglobulinaemia. Rheumatology (Oxford). 2002; 41: 290-300.

27. Della Rossa A, Tavoni A, D'Ascanio A, Catarsi E, Marchi F, Bencivelli W, *et al.* Mortality rate and outcome factors in mixed cryoglobulinaemia: the impact of hepatitis C virus. Scand J Rheumatol. 2010; 39: 167-70.

28. Tarantino A, Campise M, Banfi G, Confalonieri R, Bucci A, Montoli A, *et al.* Long-term predictors of survival in essential mixed cryoglobulinemic glomerulonephritis. Kidney Int. 1995; 47: 618-23.

29. Roccatello D, Fornasieri A, Giachino O, Rossi D, Beltrame A, Banfi G, *et al.* Multicenter study on hepatitis C virus-related cryoglobulinemic glomerulonephritis. Am J Kidney Dis. 2007; 49: 69-82.

30. Sabry AA, Sobh MA, Irving WL, Grabowska A, Wagner BE, Fox S, *et al.* A comprehensive study of the association between hepatitis C virus and glomerulopathy. Nephrol Dial Transplant. 2002; 17: 239-45.

31. Braun GS, Horster S, Wagner KS, Ihrler S, Schmid H. Cryoglobulinaemic vasculitis: classification and clinical and therapeutic aspects. Postgrad Med J. 2007; 83: 87-94.

32. Taieb G, Maisonobe T, Musset L, Cacoub P, Leger JM, Bouche P. [Cryoglobulinemic peripheral neuropathy in hepatitis C virus infection: clinical and anatomical correlations of 22 cases]. Rev Neurol (Paris). 2010; 166: 509-14.

33. Ferri C, Caracciolo F, Zignego AL, La Civita L, Monti M, Longombardo G, *et al.* Hepatitis C virus infection in patients with non-Hodgkin's lymphoma. Br J Haematol. 1994; 88: 392-4.

34. La Civita L, Zignego AL, Monti M, Longombardo G, Pasero G, Ferri C. Mixed cryoglobulinemia as a possible preneoplastic disorder. Arthritis Rheum. 1995; 38: 1859-60.

35. Monteverde A, Rivano MT, Allegra GC, Monteverde AI, Zigrossi P, Baglioni P, *et al.* Essential mixed cryoglobulinemia, type II: a manifestation of a low-grade malignant lymphoma? Clinical-morphological study of 12 cases with special reference to immunohistochemical findings in liver frozen sections. Acta Haematol. 1988; 79: 20-5.

36. Monti G, Pioltelli P, Saccardo F, Campanini M, Candela M, Cavallero G, *et al.* Incidence and characteristics of non-Hodgkin lymphomas in a multicenter case file of patients with hepatitis C virus-related symptomatic mixed cryoglobulinemias. Arch Intern Med. 2005; 165: 101-5.

37. Pozzato G, Mazzaro C, Crovatto M, Modolo ML, Ceselli S, Mazzi G, *et al.* Low-grade malignant lymphoma, hepatitis C virus infection, and mixed cryoglobulinemia. Blood. 1994; 84: 3047-53.

38. Saadoun D, Sellam J, Ghillani-Dalbin P, Crecel R, Piette JC, Cacoub P. Increased risks of lymphoma and death among patients with non-hepatitis C virus-related mixed cryoglobulinemia. Arch Intern Med. 2006; 166: 2101-8.

39. Gorevic PD, Kassab HJ, Levo Y, Kohn R, Meltzer M, Prose P, *et al.* Mixed cryoglobulinemia: clinical aspects and long-term follow-up of 40 patients. Am J Med. 1980; 69: 287-308.

40. Lamprecht P, Gause A, Gross WL. Cryoglobulinemic vasculitis. Arthritis Rheum. 1999; 42: 2507-16.

41. Ramos-Casals M, Robles A, Brito-Zeron P, Nardi N, Nicolas JM, Forns X, *et al.* Life-threatening cryoglobulinemia: clinical and immunological characterization of 29 cases. Semin Arthritis Rheum. 2006; 36: 189-96.

42. Jennette JC, Falk RJ, Andrassy K, Bacon PA, Churg J, Gross WL, *et al.* Nomenclature of systemic vasculitides. Proposal of an international consensus conference. Arthritis Rheum. 1994; 37: 187-92.

43. Vermeersch P, Gijbels K, Marien G, Lunn R, Egner W, White P, *et al.* A critical appraisal of current practice in the detection, analysis, and reporting of cryoglobulins. Clin Chem. 2008; 54: 39-43.

44. Sargur R, White P, Egner W. Cryoglobulin evaluation: best practice? Ann Clin Biochem. 2010; 47: 8-16.

45. Beddhu S, Bastacky S, Johnson JP. The clinical and morphologic spectrum of renal cryoglobulinemia. Medicine (Balt). 2002; 81: 398-409.

46. De Vita S, Soldano F, Isola M, Monti G, Gabrielli A, Tzioufas A, *et al.* Preliminary classification criteria for the cryoglobulinaemic vasculitis. Ann Rheum Dis. 2011; 70: 1183-90.

47. Ferri C, Mascia MT. Cryoglobulinemic vasculitis. Curr Opin Rheumatol. 2006; 18: 54-63.

48. Terrier B, Launay D, Kaplanski G, Hot A, Larroche C, Cathébras P, *et al.* Safety and efficacy of rituximab in nonviral cryoglobulinemia vasculitis: data from the French Autoimmunity and Rituximab registry. Arthritis Care Res (Hoboken). 2010; 62: 1787-95.

49. Spizzo G, Mitterer M, Gunsilius E. Bortezomib for the treatment of refractory type-1 cryoglobulinaemia. Br J Haematol. 2010; 150: 235-7.

50. Talamo G, Claxton D, Tricot G, Fink L, Zangari M. Response to bortezomib in refractory type I cryoglobulinemia. Am J Hematol. 2008; 83: 883-4.

51. Dammacco F, Sansonno D, Han JH, Shyamala V, Cornacchiulo V, Iacobelli AR, *et al.* Natural interferon-alpha versus its combination with 6-methyl-prednisolone in the therapy of type II mixed cryoglobulinemia: a long-term, randomized, controlled study. Blood. 1994; 84: 3336-43.

52. Ferri C, Marzo E, Longombardo G, Lombardini F, La Civita L, Vanacore R, *et al.* Interferon-alpha in mixed cryoglobulinemia patients: a randomized, crossover-controlled trial. Blood. 1993; 81: 1132-6.

53. Misiani R, Bellavita P, Fenili D, Vicari O, Marchesi D, Sironi PL, *et al.* Interferon alfa-2a therapy in cryoglobulinemia associated with hepatitis C virus. N Engl J Med. 1994; 330: 751-6.

54. Saadoun D, Resche-Rigon M, Thibault V, Piette JC, Cacoub P. Antiviral therapy for hepatitis C virus-associated mixed cryoglobulinemia vasculitis: a long-term follow-up study. Arthritis Rheum. 2006; 54: 3696-706.

55. Feld JJ, Hoofnagle JH. Mechanism of action of interferon and ribavirin in treatment of hepatitis C. Nature. 2005; 436: 967-72.

56. Cacoub P, Saadoun D, Limal N, Sene D, Lidove O, Piette JC. PEGylated interferon alfa-2b and ribavirin treatment in patients with hepatitis C virus-related systemic vasculitis. Arthritis Rheum. 2005; 52: 911-5.

57. Durand JM, Cacoub P, Lunel-Fabiani F, Cosserat J, Cretel E, Kaplanski G, *et al.* Ribavirin in hepatitis C related cryoglobulinemia. J Rheumatol. 1998; 25: 1115-7.

58. Pietrogrande M, De Vita S, Zignego AL, Pioltelli P, Sansonno D, Sollima S, *et al.* Recommendations for the management of mixed cryoglobulinemia syndrome in hepatitis C virus-infected patients. Autoimmun Rev. 2011; 10: 444-54.

59. Landau DA, Saadoun D, Halfon P, Martinot-Peignoux M, Marcellin P, Fois E, *et al.* Relapse of hepatitis C virus-associated mixed cryoglobulinemia vasculitis in patients with sustained

viral response. Arthritis Rheum. 2008; 58: 604-11.

60. Cid MC, Hernández-Rodríguez J, Robert J, del Río A, Casademont J, Coll-Vinent B, *et al*. Interferon-alpha may exacerbate cryoblobulinemia-related ischemic manifestations: an adverse effect potentially related to its anti-angiogenic activity. Arthritis Rheum. 1999; 42: 1051-5.

61. Ferri C, Pietrogrande M, Cecchetti R, Tavoni A, Cefalo A, Buzzetti G, *et al*. Low-antigen-content diet in the treatment of patients with mixed cryoglobulinemia. Am J Med. 1989; 87: 519-24.

62. Lamprecht P, Lerin-Lozano C, Merz H, Dennin RH, Gause A, Voswinkel J, *et al*. Rituximab induces remission in refractory HCV associated cryoglobulinaemic vasculitis. Ann Rheum Dis. 2003; 62: 1230-3.

63. Quartuccio L, Soardo G, Romano G, Zaja F, Scott CA, De Marchi G, *et al*. Rituximab treatment for glomerulonephritis in HCV-associated mixed cryoglobulinaemia: efficacy and safety in the absence of steroids. Rheumatology (Oxford). 2006; 45: 842-6.

64. Roccatello D, Baldovino S, Rossi D, Mansouri M, Naretto C, Gennaro M, *et al*. Long-term effects of anti-CD20 monoclonal antibody treatment of cryoglobulinaemic glomerulonephritis. Nephrol Dial Transplant. 2004; 19: 3054-61.

65. Sansonno D, De Re V, Lauletta G, Tucci FA, Boiocchi M, Dammacco F. Monoclonal antibody treatment of mixed cryoglobulinemia resistant to interferon alpha with an anti-CD20. Blood. 2003; 101: 3818-26.

66. Zaja F, De Vita S, Mazzaro C, Sacco S, Damiani D, De Marchi G, *et al*. Efficacy and safety of rituximab in type II mixed cryoglobulinemia. Blood. 2003; 101: 3827-34.

67. Dammacco F, Tucci FA, Lauletta G, Gatti P, De Re V, Conteduca V, *et al*. Pegylated interferon-alpha, ribavirin, and rituximab combined therapy of hepatitis C virus-related mixed cryoglobulinemia: a long-term study. Blood. 2010; 116: 343-53.

68. Saadoun D, Resche Rigon M, Sene D, Terrier B, Karras A, Perard L, *et al*. Rituximab plus Peg-interferon-alpha/ribavirin compared with Peg-interferon-alpha/ribavirin in hepatitis C-related mixed cryoglobulinemia. Blood. 2010; 116: 326-34.

69. Petrarca A, Rigacci L, Caini P, Colagrande S, Romagnoli P, Vizzutti F, *et al*. Safety and efficacy of rituximab in patients with hepatitis C virus-related mixed cryoglobulinemia and severe liver disease. Blood. 2010; 116: 335-42.

70. Visentini M, Ludovisi S, Petrarca A, Pulvirenti F, Zaramella M, Monti M, *et al*. A phase II, single-arm multicenter study of low-dose rituximab for refractory mixed cryoglobulinemia secondary to hepatitis C virus infection. Autoimmun Rev. 2011; 10: 714-9.

71. Sene D, Ghillani-Dalbin P, Amoura Z, Musset L, Cacoub P. Rituximab may form a complex with IgM kappa mixed cryoglobulin and induce severe systemic reactions in patients with hepatitis C virus-induced vasculitis. Arthritis Rheum. 2009; 60: 3848-55.

Capítulo 5

Vasculitis leucocitoclástica y síndrome de Schönlein-Henoch

J.A. Bosch Gil,[1] X. Solanic Moreno,[2] G. Sais Puigdemont,[3] A. Vidaller Palacín[2]

[1] Servicio de Medicina Interna
Hospital Universitari Vall d'Hebron
Barcelona

[2] Servicio de Medicina Interna
Hospital Universitari de Bellvitge
L'Hospitalet de Llobregat (Barcelona)

[3] Servicio de Dermatología
Hospital Universitari de Bellvitge
L'Hospitalet de Llobregat (Barcelona)

Dirección para correspondencia
Dr. José Ángel Bosch Gil
jabosch@vhebron.net

Introducción

Bajo el término vasculitis leucocitoclástica o vasculitis por hipersensibilidad se engloban diferentes vasculitis de pequeño vaso mediadas por el depósito de inmunocomplejos, en las cuales se afectan predominantemente los capilares y las vénulas poscapilares de la dermis cutánea, aunque pueden verse implicados otros órganos.

Clínicamente, la presentación más frecuente es en forma de púrpura palpable, y el estudio histológico se caracteriza por mostrar un infiltrado inflamatorio perivascular, con predominio de polimorfonucleares neutrófilos, que mediante liberación de sus enzimas lisosomales condicionarán, por un lado, la necrosis fibrinoide de la pared vascular, permitiendo la extravasación de eritrocitos hacia el dermis (púrpura), y por otro la fragmentación del propio núcleo leucocitario, fenómeno conocido como cariorrexis o leucocitoclastia.[1,2]

El concepto de vasculitis por hipersensibilidad utilizado clásicamente hace referencia al hecho de que estas enfermedades se consideran una respuesta a determinados antígenos capaces de desencadenar la formación de inmunocomplejos. Sin embargo, al no poderse identificar este antígeno en algunos casos, la Conferencia Internacional de Consenso para la nomenclatura de las vasculitis (Conferencia de Chapel Hill) prefirió el término de angeítis leucocitoclástica cutánea, priorizando las características histológicas que definen este proceso vasculítico, y limitándolo exclusivamente a la piel.[3-5]

No obstante, en su acepción clásica las vasculitis por hipersensibilidad han englobado formas clínicas diversas, sobre todo pero no exclusivamente cutáneas, caracterizadas por el depósito de inmunocomplejos en la pared vascular, como la crioglobulinemia mixta, la urticaria-vasculitis o la púrpura de Schönlein-Henoch.[3]

Por lo tanto, en la práctica, ante un enfermo con vasculitis leucocitoclástica demostrada en la piel, debemos realizar las exploraciones necesarias para identificar una posible afectación vasculítica extracutánea (detectada en aproximadamente un 20 % de los casos), así como la existencia de diversos agentes causales o enfermedades asociadas (identificadas en casi dos tercios de los casos).[6]

Infecciones

Virus de la hepatitis B	Virus Epstein-Barr
Virus de la hepatitis C	Infecciones respiratorias agudas
Virus de la hepatitis A	Infecciones estreptocócicas
Citomegalovirus	Endocarditis
Parvovirus	Infecciones por micobacterias
Virus de la inmunodeficiencia humana	

Fármacos

Ácido salicilsalicílico	Tetraciclinas
Penicilina	Minociclina
Sulfonamidas	Fenitoína
Anfetaminas	Barbitúricos
Propiltiouracilo	Alopurinol
Hidralazina	Antiinflamatorios no esteroideos
Tuberculostáticos	Sales de oro
Inhibidores de la tirosina cinasa	Bortezomib
Inhibidores del factor de necrosis tumoral	

Enfermedades autoinmunes

Lupus eritematoso sistémico	Síndrome de Sjögren
Artritis reumatoide	Dermatomiositis
Enfermedad de Behçet	Enfermedad mixta del tejido conectivo
Enfermedad inflamatoria intestinal	

Proteínas anómalas

Crioglobulinemia
Macroglobulinemia
Mieloma múltiple

Neoplasias

Síndromes linfoproliferativos
Síndromes mielodisplásicos
Carcinomas

Defectos genéticos

Déficit de fracciones del complemento

Tabla 1. Vasculitis leucocitoclástica. Agentes causantes reconocidos y enfermedades asociadas.

Vasculitis leucocitoclástica

1 Epidemiología

La incidencia real de vasculitis por hipersensibilidad en la población general es difícil de valorar. Diversos estudios la han cifrado entre 15,4 y 38,6 casos por millón de habitantes y año. No se han hallado diferencias significativas en cuanto a sexo y edad.

2 Etiopatogenia

Se cree debida a un mecanismo de hipersensibilidad, aunque en muchos casos no se identifica el factor desencadenante. Los factores precipitantes más frecuentes son las infecciones y los fármacos (véase la tabla 1).[6-8]

El mecanismo patogénico más aceptado es el de una reacción de tipo III, con depósito de inmunocomplejos circulantes en la pared vascular, activación del complemento y posterior quimiotaxis de neutrófilos, que serán los causantes del daño tisular. Los diversos mecanismos patogénicos involucrados confluyen en un mecanismo final común: la lesión y la activación de la célula endotelial vascular, que pierde sus propiedades biológicas homeostáticas e inmunomoduladoras, así como sus respuestas adaptativas, lo que condiciona la destrucción y la necrosis de la pared vascular y la isquemia tisular. La producción de diversas citocinas proinflamatorias, y la activación y disregulación de la expresión de diversas moléculas de adhesión celular, expresadas tanto en el endotelio como en la célula inflamatoria, son determinantes en la respuesta inflamatoria observada en las lesiones de vasculitis.[1,9,10]

3 Manifestaciones clínicas

La principal lesión cutánea es la púrpura palpable, aunque puede haber lesiones urticariformes, pustulosas, ulceronecróticas, nódulos y *livedo reticularis* (véase la figura 1). Las lesiones se presentan de forma simétrica y pueden aparecer en todo el tegumento, pero suelen predominar en los miembros inferiores y en áreas declives. La actividad física empeora el cuadro cutáneo, y en casi el 30 % de los casos las lesiones vasculíticas muestran fenómeno de Köebner (véase la figura 2). En general se presentan como un único episodio, pero pueden cursar con brotes y recurrir durante semanas o años. En algunos enfermos pueden dejar una pigmentación hemosiderótica residual (véase la figura 3). Las lesiones pueden causar quemazón, prurito y más raramente dolor local.[1,6,11]

Puede aparecer fiebre, malestar general, síndrome tóxico, artralgias o mialgias, y con menor frecuencia dolor abdominal y sangrado gastrointestinal, afectación del sistema

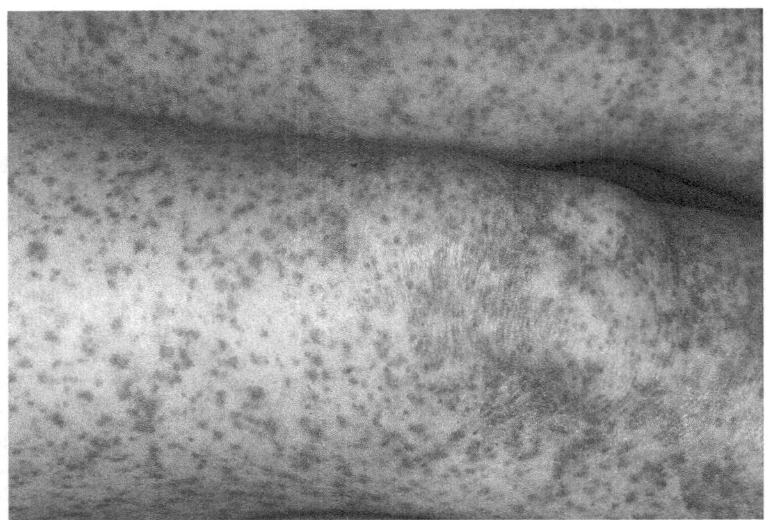

Figura 1. Lesiones purpúricas palpables en los miembros inferiores de una paciente con vasculitis leucocitoclástica.

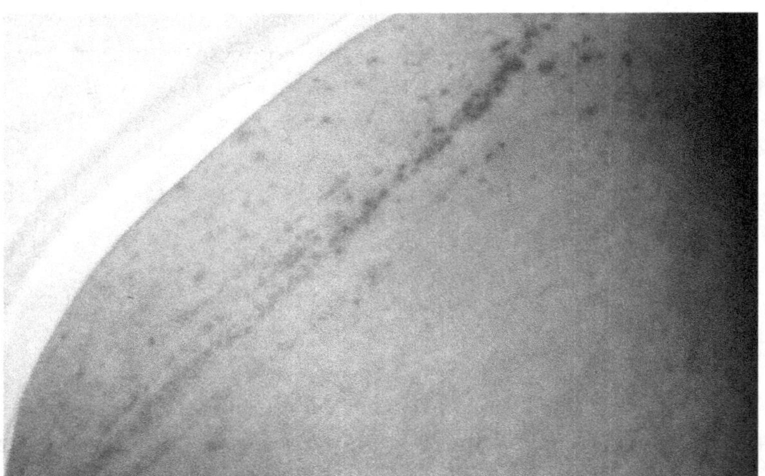

Figura 2. Aparición de lesiones de púrpura palpable en localizaciones de roce mecánico (fenómeno isomórfico de Köebner).

nervioso periférico, sobre todo en forma de mononeuritis múltiple, y afectación renal con microhematuria o proteinuria sin rango nefrótico ni insuficiencia renal.

El estudio de los factores pronósticos en los pacientes con vasculitis leucocitoclástica, confirmada mediante biopsia cutánea, sugiere que la aparición de parestesias y fiebre incrementa el riesgo de afectación sistémica, mientras que la existencia de lesiones cutáneas

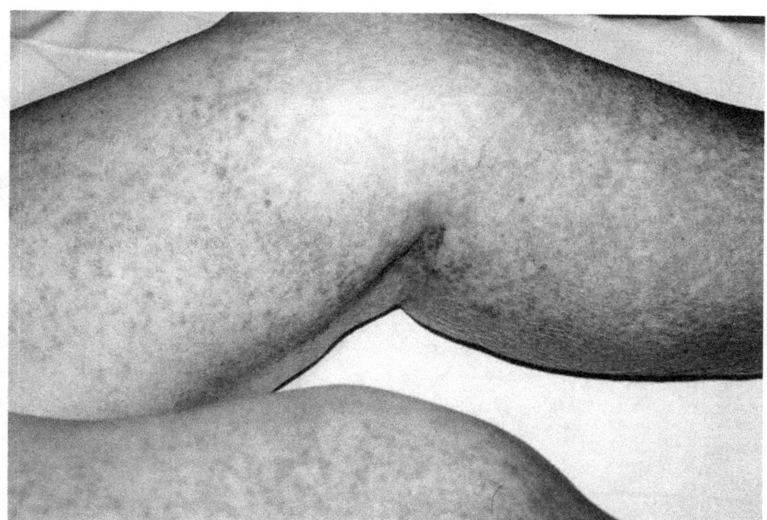

Figura 3. Marcada pigmentación hemosiderótica residual, secundaria a brotes repetidos de púrpura, en una paciente con crioglobulinemia mixta.

dolorosas parece ser un factor protector. Por otro lado, la crioglobulinemia, las artralgias y la ausencia de fiebre serían factores de riesgo de evolución del cuadro vasculítico hacia la cronicidad (véase la tabla 2).[6]

Los enfermos con lesiones de tipo urticaria-vasculitis, en especial cuando cursan con hipocomplementemia, suelen tener asociada una enfermedad autoinmune sistémica, con mayor frecuencia lupus eritematoso sistémico o síndrome de Sjögren.

4   Diagnóstico etiológico

Es fundamental la confirmación histológica del proceso vasculítico, dadas las implicaciones clínicas y terapéuticas del diagnóstico. La imagen patológica característica, siempre que se biopsia una lesión reciente (de menos de 24-48 horas), corresponde a un infiltrado inflamatorio predominantemente neutrófilo perivascular o difuso, con fragmentación nuclear o leucocitoclasia y necrosis fibrinoide de la pared de los vasos de la dermis, sobre todo de las vénulas poscapilares (véase la figura 4). Se produce extravasación de los hematíes, que da lugar a la púrpura palpable. Según aumenta el tiempo de evolución de la lesión biopsiada se incrementa también la proporción de células mononucleadas en el infiltrado inflamatorio.[1-6,10] Se recomienda el estudio mediante inmunofluorescencia directa, que puede demostrar inmunorreactantes (IgG, IgM, IgA y C3) depositados en los vasos. La positividad de este estudio es inversamente proporcional al tiempo de evolución de la lesión biopsiada, y el depósito de C3 es el

Afectación sistémica	Factor de riesgo	RRa	(IC 95 %)
Parestesias	Ausentes	1	
	Presentes	36,95	(5,82-234,41)
Fiebre	Ausente	1	
	Presente	8,88	(1,46-53,95)
Lesiones cutáneas dolorosas	Ausentes	1	
	Presentes	0,05	(0,01-0,45)
Evolución crónica (> 6 meses)	**Factor de riesgo**	**RRa**	**(IC 95 %)**
Crioglobulinemia	Ausente	1	
	Presente	32,08	(2,85-360,97)
Artralgias	Ausentes	1	
	Presentes	8,85	(1,97-39-71)
Fiebre	Ausente	1	
	Presente	0,03	(0,01-0,25)

RRa: riesgo relativo ajustado; IC 95 %: intervalo de confianza del 95 %.
Análisis multivariable en 160 pacientes con biopsia cutánea diagnóstica de vasculitis leucocitoclástica.[6]

Tabla 2. Factores pronósticos identificados en las vasculitis leucocitoclásticas.

que más persiste en el tiempo.[6] Por ello, deben biopsiarse siempre lesiones recientes. El depósito exclusivo o predominante de IgA apoya el diagnóstico de púrpura de Schönlein-Henoch.[6,12]

5   Alteraciones analíticas

Los análisis permiten valorar si hay afectación extracutánea y descartar otra enfermedad concomitante asociada. En la tabla 3 se esquematiza el protocolo a seguir en el estudio de estos pacientes.

Los análisis habituales suelen ser inespecíficos; puede haber leucocitosis, trombocitosis, anemia y cierta elevación de la velocidad de sedimentación globular y de la proteína C reactiva. En ocasiones, el factor reumatoide o los anticuerpos antinucleares son positivos, con títulos bajos. Normalmente las concentraciones séricas

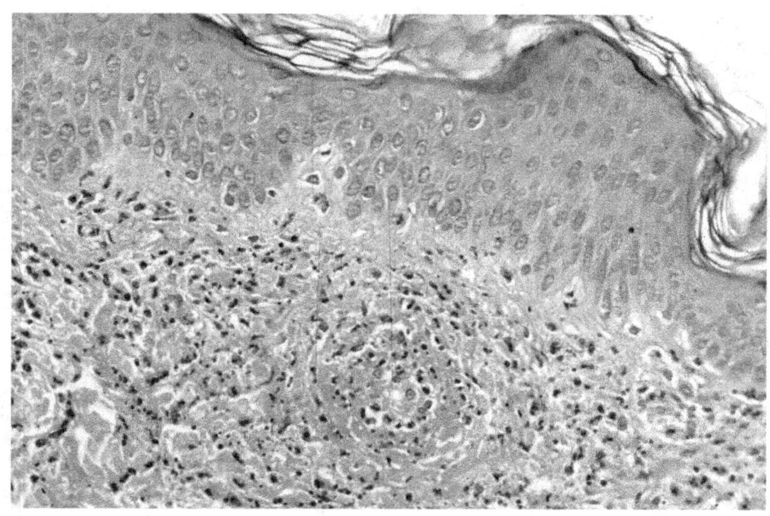

Figura 4. Cambios histológicos característicos de vasculitis leucocitoclástica en una biopsia cutánea. Infiltrado inflamatorio neutrófilo perivascular, con marcada necrosis fibrinoide concéntrica de la pared vascular, que aparece además infiltrada por los leucocitos. Se aprecia fenómeno de leucocitoclastia (polvillo nuclear) y extravasación de hematíes (hematoxilina-eosina).

1. Anamnesis completa
2. Exploración física general y dermatológica
3. Biopsia cutánea de lesión reciente en formol para estudio histológico convencional
4. Biopsia cutánea de lesión reciente en fresco para estudio con inmunofluorescencia directa
5. Radiografía de tórax
6. Electrocardiograma
7. Análisis generales, incluyendo VSG, hemograma, proteinograma, bioquímica básica, pruebas de coagulación, función hepática y renal, sedimento de orina y estudio de proteinuria en orina de 24 horas
8. Títulos séricos de inmunoglobulinas
9. Estudio de complemento (CH50, C3, C4)
10. Determinación de crioglobulinas y factor reumatoide
11. Determinación de ANCA
12. Determinación de anticuerpos anticardiolipina
13. Determinación de ANA (anti-DNA, anti-Ro, anti-La, anti-Sm si procede)
14. Electromiograma si hay parestesias (+/− biopsia de nervio periférico)
15. Ecografía abdominal o endoscopia si se sospecha afectación intestinal (+/− biopsia intestinal)
16. Ecografía renal si se sospecha afectación renal (+/− biopsia renal)

ANA: anticuerpos antinucleares; ANCA: anticuerpos anticitoplasma del neutrófilo; VSG: velocidad de sedimentación globular.

Tabla 3. Protocolo diagnóstico inicial en la vascultis leucocitoclástica.

de complemento son normales, excepto en los casos asociados a enfermedades autoinmunes sistémicas, crioglobulinemia, urticaria-vasculitis hipocomplementémica o déficit congénitos de complemento.

Aunque la detección de anticuerpos anticitoplasma del neutrófilo (ANCA) en un enfermo con vasculitis cutánea debe, en principio, reforzar la búsqueda de una posible vasculitis necrotizante sistémica, la asociación de P-ANCA y vasculitis por hipersensibilidad idiopática está bien documentada.[6,11,13]

6   Diagnóstico diferencial

La presencia de púrpura no indica invariablemente el diagnóstico de vasculitis. Podemos observar lesiones purpúricas en la plaquetopenia, la fragilidad capilar senil, los traumatismos y el hipercortisolismo. En todos estos casos, las lesiones purpúricas no son palpables, ya que carecen de fenómeno inflamatorio.

Diferentes procesos infecciosos, que cursan con émbolos sépticos o coagulación intravascular diseminada, pueden dar lugar a lesiones equimóticas o purpúricas que obligan a un estudio histológico que ponga de manifiesto el carácter básicamente trombogénico o embólico de estas lesiones, para diferenciarlas de verdaderos cambios vasculíticos. Entre ellos cabe destacar la púrpura *fulminans* en casos graves de meningococemia, o los émbolos sépticos localizados normalmente en zonas acras (distales) en los enfermos con bacteriemia por gonococo o endocarditis subaguda.

A menudo diversas afecciones dermatológicas agrupadas bajo el término de púrpura *simplex* o dermatosis purpúricas y pigmentarias (enfermedad de Shamberg, púrpura anular telangiectoide de Majocchi, dermatitis purpúrica liquenoide de Gougerot y Blum, y el liquen *aureus)* plantean el diagnóstico diferencial con la vasculitis cutánea. En estos casos, las lesiones clínicas pueden ser maculares, petequiales, liquenoides o pigmentadas. El estudio histológico de las lesiones muestra extravasación hemática, infiltrado perivascular predominantemente linfocítico, ausencia de necrosis fibrinoide de la pared vascular y, en ocasiones, cambios liquenoides en la epidermis.[1] Finalmente, en el escorbuto puede haber una púrpura folicular en los miembros inferiores que puede imitar, tanto por la clínica como en la histología, a las lesiones de vasculitis. Aunque la púrpura es sobre todo perifolicular, no hay una verdadera necrosis fibrinoide de los vasos y sí alteraciones del pelo.

7   Tratamiento

El tratamiento de los enfermos con vasculitis leucocitoclástica va dirigido, por un lado, a la supresión de los posibles agentes causantes identificados (infecciosos o medicamentosos) o de la enfermedad de base asociada (lupus eritematoso sistémico, síndrome de Sjögren), y por otro al tratamiento de la propia lesión vasculítica.

El reposo suele mejorar ostensiblemente las lesiones purpúricas, y los antihistamínicos H1 pueden ser de utilidad en el alivio de los síntomas locales.

Aunque no hay ensayos clínicos controlados que demuestren la efectividad de los diversos tratamientos empleados en estos enfermos, el uso de colchicina, sulfonas y antiinflamatorios no esteroideos parece adecuado.[14] El tratamiento con glucocorticoides orales se reserva para los casos con afectación extracutánea o lesiones ulcerosas que no respondan a las medidas locales. En la vasculitis cutánea idiopática no suelen ser necesarios fármacos inmunodepresores (azatioprina, micofenolato, metotrexato).[15]

Síndrome de Shönlein-Henoch

1   Definición

El síndrome de Schönlein-Henoch es una vasculitis de pequeño vaso que afecta especialmente a la piel, el tracto gastrointestinal, los glomérulos renales, las articulaciones y, raras veces, al pulmón, el corazón, los genitales y el sistema nervioso central. Se caracteriza por el depósito dominante de IgA en arteriolas, capilares y vénulas, y cursa con púrpura, dolor abdominal, artralgias y hematuria.[16] Típicamente es una enfermedad aguda y autolimitada, aunque un tercio de los pacientes tienen una o más recidivas.

2   Epidemiología

Afecta especialmente a los niños, entre los dos y los once años de edad (75 %), con una edad media de cinco años, y es poco frecuente en los adultos. Su incidencia es de 13 a 18 casos por 100.000 habitantes y año.[17] En los niños es más frecuente durante los meses de noviembre y enero, y en los adultos en los meses de verano. En la infancia hay un ligero predominio del sexo masculino (1,5-2:1), que desaparece en los adultos (1:1). Es más frecuente en la raza caucásica.

3   Etiología

La causa es desconocida. Como posibles desencadenantes se han sugerido diversos agentes infecciosos, fármacos, vacunaciones, picaduras de insectos y alimentos[18,19] (véase la tabla 4). Alrededor del 75 % de los niños tienen antecedentes de una infección respiratoria, faringoamigdalar o gastrointestinal en las semanas previas.

- Infecciones por estreptococos del grupo A, virus Epstein-Barr, virus varicela-zóster, parvovirus B19, virus de la hepatitis C, *Yersinia, Campylobacter, Shigella, Salmonella, Mycoplasma, Helicobacter pylori.*
- Vacunaciones contra la fiebre amarilla, el cólera, el sarampión y la fiebre tifoidea.
- Exposición a alérgenos ambientales, como fármacos, alimentos o picaduras de insectos.

Tabla 4. Causas relacionadas con el síndrome de Schönlein-Henoch.

4 Patogenia

Las manifestaciones clínicas se deben al depósito de inmunocomplejos en la pared vascular y a la consiguiente aparición de vasculitis necrotizante. La IgA, especialmente la IgA1, desempeña un papel clave en la patogénesis del síndrome, demostrado por sus altas concentraciones séricas, la presencia de inmunocomplejos circulantes conteniendo IgA y el depósito de IgA en las paredes de los vasos y el mesangio renal.

Las citocinas (factor de necrosis tumoral, interleucinas [IL] 1 y 6) y las endotelinas también parecen tener una función importante. Las concentraciones de endotelina-1 son más altas en la fase aguda que en la de remisión, aunque no parecen correlacionarse con la gravedad de la enfermedad. El factor de crecimiento transformante beta es un conocido estimulador de la producción de IgA. Los elevados valores del factor de crecimiento del endotelio vascular (VEGF) podrían participar en el desarrollo de la clínica.

Por último, los polimorfismos genéticos pueden contribuir a la diversidad de la expresión clínica. El HLA-DRB1*01 se asocia a un mayor riesgo de presentar un síndrome de Schönlein-Henoch entre la población del noreste de España, pero no constituye un marcador de ninguna manifestación clínica concreta. El HLAB*35 se asocia a un mayor riesgo de complicaciones renales, y lo mismo parece ocurrir con algunos polimorfismos de los haplotipos funcionales del VEGF y el desarrollo de nefritis.[20] La afectación renal grave con secuelas se ha correlacionado con polimorfismos del gen del antagonista del receptor de la IL-1. Por contra, el polimorfismo R/G en el codón 241 parece reducir el riesgo de secuelas renales en los adultos con síndrome de Schönlein-Henoch, y los polimorfismos en el codón 469 del locus de la molécula de adhesión intercelular 1 protegen contra complicaciones gastrointestinales graves.

Algunos autores[21] han hallado valores más altos de dímero D, del complejo trombina-protrombina, de los fragmentos de protrombina 1 y 2, así como de la actividad del antígeno del factor de von Willebrand, en la fase aguda de la enfermedad. La actividad del factor XIII está reducida en el 50 % de los pacientes, y parece correlacionarse estrechamente con la gravedad de las manifestaciones gastrointestinales.

5   Manifestaciones clínicas

Tras una fase prodrómica de corta duración, con cefalea, anorexia y en ocasiones febrícula, aparecen las manifestaciones cutáneas, articulares, digestivas y renales propias del síndrome.

La manifestación cutánea característica es la púrpura palpable, presente en el 95 al 100 % de los casos durante el curso de la enfermedad. Se localiza especialmente en los miembros inferiores, con predominio en las nalgas, los muslos y los pies en los niños de menor edad, y en las piernas y los tobillos en los niños mayores y los adultos. Las lesiones son típicamente simétricas y se distribuyen en las áreas declives. Con menos frecuencia se afectan los antebrazos. La cara, las palmas, las plantas y las membranas mucosas suelen respetarse, excepto en los niños más pequeños, en quienes la afectación facial no es rara. Al inicio la erupción puede ser macular, papular o urticariforme, para progresar luego a lesiones purpúricas palpables de 0,5 a 20 mm de diámetro, que pueden confluir formando placas. En ocasiones aparecen bullas, vesículas, lesiones en diana, equimosis y lesiones necróticas o ulcerativas, estas últimas sobre todo en los adultos. Las lesiones aparecen en brotes y pueden dejar hiperpigmentación residual. Las recurrencias suelen aparecer en los mismos sitios y pueden repetirse durante semanas o meses, en el 50 % de los niños mayores de 2 años, y con menor frecuencia en los de menor edad. No se han identificado factores específicos de recurrencia. Las lesiones cutáneas pueden faltar inicialmente en el 25 al 50 % de los casos.

Las manifestaciones articulares aparecen en un 60 a 80 % de los pacientes y son el síntoma de presentación en el 25 % de ellos. Suelen ser artralgias transitorias, no migratorias, que afectan en especial a las rodillas, los tobillos y, raramente, a las muñecas y las manos. Suelen acompañarse de tumefacción periarticular. Las artritis francas son infrecuentes.

El dolor abdominal, a menudo cólico, ocurre en el 35 al 85 % de los pacientes y en ocasiones es el síntoma de presentación. En un 10 a un 15 % de los casos puede preceder al típico exantema, lo cual dificulta el diagnóstico. El duodeno y el intestino delgado son los segmentos afectados con mayor frecuencia.[22] Son habituales las náuseas, los vómitos y las deposiciones diarreicas con sangre oculta (50 %) o franca. El 3 % de los niños presentan un cuadro de intususpección intestinal con punto de origen en un hematoma submucoso. Su localización suele ser ileoileal (65 %), a diferencia de la intususpección idiopática, que casi siempre es ileocólica. Raras veces aparece hemorragia gastrointestinal masiva con hematemesis o melenas, infarto intestinal con o sin perforación, hidrops vesicular, colecistitis, apendicitis o pancreatitis.

La afectación renal precede a las manifestaciones cutáneas en menos del 5 % de los casos, y en el 80 % aparece en el primer mes de la enfermedad. La manifestación más frecuente es la microhematuria con proteinuria ligera o moderada (<2 g/día).[23] La nefritis franca sólo aparece en un 20 a 30 % de los niños, y la afectación renal grave en un 10 %. Las probabilidades son mayores cuando hay microhematuria y proteinuria persistentes, en particular en presencia de un síndrome nefrítico o nefrótico. El hallazgo histológico más típico es una glomerulonefritis segmentaria y focal, siempre asociada con depósitos granulares de IgA en el mesangio. Sólo las lesiones glomerulares necrotizantes y las semilunas se correlacionan con un mal pronóstico renal. No suele haber correlación entre la gravedad de la afectación renal y la intensidad de las otras manifestaciones. Se ha sugerido que la púrpura persistente y el descenso del factor XIII son factores de riesgo para el desarrollo de enfermedad renal.

En un 20 a 50 % de los casos hay edema periférico, que puede afectar a la región periorbitaria, las manos y los pies; en algunos casos es escrotal[24] y puede simular una torsión testicular, que siempre debe excluirse. Su intensidad se correlaciona con la gravedad de la vasculitis y no con el grado de proteinuria.

La afectación pulmonar es rara, pero en ocasiones grave.[25] Puede aparecer una hemorragia alveolar difusa por capilaritis, especialmente en los adultos, y con menor frecuencia una neumonía intersticial usual, fibrosis intersticial o derrame pleural. También son infrecuentes las localizaciones vasculíticas cardíaca y cerebral.

6   Alteraciones analíticas

El diagnóstico del síndrome de Schönlein-Henoch es clínico.[26] Las pruebas de laboratorio pueden mostrar una velocidad de sedimentación globular moderadamente elevada (75 % de los casos), anemia secundaria a un sangrado digestivo o a la afectación renal, y trombocitosis en dos tercios de los pacientes. El recuento leucocitario suele ser normal, pero puede haber leucocitosis con eosinofilia. La microhematuria es frecuente, y en un 20 a 30 % de los casos se acompaña de proteinuria, a veces de rango nefrótico. Si hay afectación renal grave, el nitrógeno ureico en sangre y la creatinina sérica están elevados. En el 50 % de los pacientes las concentraciones de IgA sérica están elevadas durante las fases agudas de la enfermedad, y pueden hallarse inmunocomplejos circulantes conteniendo IgA, o IgA e IgG. El CH50, el C3 y el C4 son ocasionalmente bajos. En un 20 a un 50 % de los pacientes el título de anticuerpos antiestreptolisina O está elevado. La investigación de sangre oculta en heces puede ser positiva. Las pruebas de coagulación básicas suelen ser normales, pero en ocasiones el tiempo de protrombina y el tiempo parcial de tromboplastina activada son bajos. La actividad del factor XIII está reducida en un 50 % de los casos, y a veces la concentración plasmática del dímero D es alta, al igual que la del complejo trombina-protrombina y la de los fragmentos de protrombina 1 y 2.[21]

7   Exploraciones complementarias

La radiografía simple de abdomen puede mostrar signos de obstrucción intestinal, edema de pared con improntas en caso de isquemia intestinal, y presencia de aire libre si hay perforación. La ecografía abdominal puede evidenciar engrosamiento de la pared intestinal, líquido libre o una intususpección intestinal, y raras veces un hidrops vesicular. Dada la frecuente localización ileoileal de la intususpección en el síndrome de Schönlein-Henoch, la ecografía suele ser de mayor utilidad que el enema de bario para su diagnóstico.

La radiografía y la tomografía computarizada de tórax son útiles cuando se sospecha una hemorragia pulmonar, y la resonancia magnética craneal si se sospecha una vasculitis cerebral.

En la biopsia cutánea suele observase una vasculitis leucocitoclástica, con o sin necrosis fibrinoide, aunque a veces sólo se objetiva un infiltrado perivascular linfo-histiocitario con extravasación de eritrocitos. La inmunofluorescencia directa muestra un depósito perivascular de IgA en más del 70 % de los casos, en especial si el estudio se efectúa dentro de las primeras 48 horas de la aparición de la lesión biopsiada. La biopsia renal está indicada ante un síndrome nefrótico o una proteinuria persistentes, y en casos con alteración de la función renal. Puede observarse proliferación mesangial glomerular, proliferación intracapilar y extracapilar segmentaria y focal, con algunas semilunas, y en las formas más graves proliferación difusa con infiltración de neutró-filos y presencia de semilunas en la mayoría de los glomérulos. También puede verse atrofia tubular e infiltración intersticial por células mononucleadas. En el 90 % de los casos hay depósitos de IgA (sobre todo de la subclase IgA1) en el mesangio, junto con C3, IgG y fibrina. Los depósitos de C3 se acompañan a menudo de properdina, mientras que faltan C1Q y C4, lo que sugiere una activación del complemento por la vía alternativa.

8　Diagnóstico diferencial

Para diferenciar el síndrome de Schönlein-Henoch de las vasculitis por hipersensibilidad, Michel *et al.*[27] consideran necesaria la presencia de tres o más de los siguientes seis criterios: púrpura palpable, angor intestinal, hemorragia gastrointestinal, hematuria, edad inferior a 20 años y ausencia de fármacos desencadenantes. El Consenso de Chapel Hill sólo considera necesaria la presencia de vasculitis de pequeño vaso con depósitos de IgA para hacer el diagnóstico.

El diagnóstico diferencial se hará con el resto de las vasculitis por hipersensibilidad (véase la tabla 1) y con la púrpura trombocitopénica, las infecciones meningocócicas, la coagulación intravascular diseminada, las endocarditis bacterianas, las rickettsiosis, la nefro-patía IgA y el edema hemorrágico agudo de la infancia.[28] Este último ocurre generalmente en niños menores de dos años, a menudo también tras una infección o la administración de algún fármaco, y cursa con la aparición de brotes de lesiones maculopapulares hemo-rrágicas en escarapela en la cara, los pabellones auriculares y los miembros, en diferentes estadios evolutivos y acompañadas de edema. Estas lesiones son diferentes de las de la púrpura palpable del síndrome de Schönlein-Henoch. En el edema hemorrágico agudo de la infancia, la inmunofluorescencia de las lesiones muestra el depósito de C3 e IgM en los vasos afectados, y la afectación visceral y las recurrencias son raras.

9   Pronóstico

El pronóstico del síndrome de Schönlein-Henoch es excelente. En general es una enfermedad benigna que se resuelve de manera espontánea en cuatro a seis semanas. Los ingresos hospitalarios suelen deberse a las manifestaciones abdominales o renales. En un 10 a un 20 % de los pacientes hay recurrencias, casi siempre dentro de los dos meses siguientes, pero en ocasiones incluso años después. A mayor número de recurrencias, mayores probabilidades de lesión renal permanente. Un 5 % desarrollan una forma crónica de la enfermedad. Los niños menores de tres años suelen presentar un curso más corto y menos recurrencias. El dolor abdominal se resuelve por sí solo en 72 horas en la mayoría de los casos. La principal causa de morbimortalidad es la afectación renal grave, que aparece en menos del 10 % de los casos y evoluciona hacia la insuficiencia renal terminal en el 1 al 5 % de los pacientes. El desarrollo de enfermedad renal crónica es más frecuente en los casos de inicio tardío. El pronóstico renal parece ser peor en los adultos que en los niños.[29,30] Los pacientes con hematuria aislada no suelen desarrollar insuficiencia renal, lo que sí ocurre en el 15 % de los que presentan hematuria con proteinuria y en el 50 % de los que desarrollan un síndrome nefrítico o nefrótico, la mitad de los cuales evoluciona hacia una insuficiencia renal terminal en diez años.

10   Tratamiento

En la actualidad no hay ningún tratamiento que acorte de forma apreciable la duración de la enfermedad. La mayoría de los casos sólo precisan medidas generales de soporte.

Los glucocorticoides mejoran los síntomas articulares, gastrointestinales y renales, pero no hay evidencia definitiva de un efecto positivo sobre la evolución de la enfermedad. Su empleo se considera indicado en casos con síndrome nefrótico persistente, presencia de abundantes semilunas en la biopsia renal, dolor abdominal persistente, hemorragia gastrointestinal, edema escrotal o subcutáneo importante, afectación neurológica o hemorragia alveolar.[31,32] También se han utilizado azatioprina, micofenolato de mofetilo, ciclofosfamida y plasmaféresis, para intentar evitar la progresión de la enfermedad en los pacientes con afectación renal grave.[33] Sin embargo, no hay estudios controlados que demuestren la eficacia de ninguno de estos tratamientos de forma clara. Sí hay cierta evidencia de que el tratamiento con pulsos de glucocorticoides (30 mg/kg de peso al día) durante tres días, seguidos de su administración oral, junto con azatioprina o ciclofosfamida, puede ser beneficioso en los pacientes con nefritis grave. El rituximab ha resultado beneficioso en algún caso resistente.[34] La dapsona parece útil en las manifestaciones cutáneas, gastrointestinales y articulares en los adultos, en especial en los pacientes con formas crónicas de la enfermedad.[35] La afectación renal puede reaparecer en el 50 % de los casos tras un trasplante renal.

Bibliografía

1. Vilata Corell JJ, editor. Manual de dermatología y venereología. Atlas y texto. Madrid: Editorial Panamericana; 2008.
2. Carlson JA. The histological assesssment of cutaneous vasculitis. Histopathology. 2010; 56: 3-23.
3. Hunder GG, Arend WP, Bloch DA, Calabrese LH, Fauci AS, Fries JF, *et al*. The American College of Rheumatology 1990 criteria for the classification of vasculitis. Introduction. Arthritis Rheum. 1990; 33: 1065-7.
4. Bloch DA, Michel BA, Hunder GG, Mcshane DJ, Arend WP, Calabrese LH, *et al*. The American College of Rheumatology 1990 criteria for the classification of vasculitis. Patients and methods. Arthritis Rheum. 1990; 33: 1068-73.
5. Jennette JC, Falk RP, Andrassy K, Bacon PA, Churg J, Gross WL, *et al*. Nomenclature of systemic vasculitides. Proposal of an international consensus conference. Arthritis Rheum. 1994; 37: 187-92.
6. Sais G, Vidaller A, Jucglà A, Servitje O, Condom E, Peyri J. Prognostic factors in leukocytoclastic vasculitis: a clinicopathologic study of 160 patients. Arch Dermatol. 1998; 134: 309-15.
7. Blanco R, Martínez-Taboada VM, Rodríguez-Valverde V, García-Fuentes M. Cutaneous vasculitis in children and adults. Associated diseases and etiologic factors in 303 patients. Medicine (Balt). 1998; 77: 403-18.
8. Podjasek MD, Wetter DA, Pittelkow MR, Wada DA. Cutaneous small-vessel vasculitis associated with solid organ malignancies: the Mayo Clinic experience, 1996 to 2009. J Am Acad Dermatol. 2012; 66: e55-65.
9. Sais G, Vidaller A, Jucglà A, Codom E, Peyrí J. Adhesion molecule expression and endotehlial cell activation in cutaneous leukocytoclastic vasculitis. An immunohistological and clinical study on 42 cases. Arch Dermatol. 1997; 133: 443-50.
10. Vidaller A, Sais G. Cutaneous leukocytoclastic vasculitis: the dynamic nature of the infiltrate and the expression of adhesion molecules. J Cutan Patholol. 2007; 28: 327-9.
11. Martínez-Taboada VM, Blanco R, García-Fuentes M, Rodríguez-Valverde V. Clinical features and outcome of 95 patients with hypersensitivity vasculitis. Am J Med. 1997; 2: 186-91.
12. Linskey KR, Kroshinsky D, Mihm MC Jr, Hoang MP. Immunoglobulin-A-associated small-vessel vasculitis: a 10-year experience at the Massachusetts General Hospital. J Am Acad Dermatol. 2011; E-pub ahead of print.
13. Sais G, Vidaller A, Jucglà A, Gallardo F, Peyri J. Antineutrophil cytoplasmic antibodies in leukocytoclastic vasculitis. Arch Dermatol. 1998; 134: 239-40.
14. Sais G, Vidaller A, Jucglà A, Gallardo F, Peyrí J. Colchicine in the treatment of cutaneous leukocytoclastic vasculitis. Results of a prospective, randomized controlled trial. Arch Dermatol. 1995; 131: 1399-402.
15. Callen JP, Spencer LV, Barruss JB, Holtman J. Azathioprine. An effective, corticosteroid-sparing therapy for patients with recalcitrant cutaneous lupus erythematosus or with recalcitrant cutaneous leukocytoclastic vasculitis. Arch Dermatol. 1991; 127: 515-22.
16. Saleh A, Stone JH. Classification and diagnostic criteria in systemic vasculitis. Best Pract Res Clin Rheum. 2005; 19: 209-21.
17. García-Porrúa C, Calviño MC, Llorca J, Couselo JM, González-Gay MA. Henoch-Schönlein purpura in children and adults: clinical differences in a defined population. Sem Arthritis Rheum. 2002; 32: 149-56.

18. Quercia O, Emiliani F, Foschi FG, Stefanini GF. Unusual reaction to hymenoptera sting: a case of Schönlein-Henoch purpura. Allergy. 2007; 62: 333-4.

19. Peru H, Soylemezoglu O, Bakkaloglu SA, Elmas S, Bozkaya D, Elmaci AM, *et al.* Henoch Schönlein purpura in childhood: clinical analysis of 254 cases over a 3-year period. Clin Rheumatol. 2008; 9: 1087-92.

20. Rueda B, Pérez-Armengol C, López-López S, García-Porrúa C, Martín J, González-Gay MA. Association between functional haplotypes of vascular endotelial growth factor and renal complications in Henoch-Schönlein purpura. J Rheumatol. 2006; 33: 69-73.

21. Yilmaz D, Kavakli K, Ozkayin N. The elevated markers of hypercoagulability in children with Henoch-Schönlein purpura. Pediatr Hematol Oncol. 2005; 22: 41-8.

22. Ebert EC. Gastrointestinal manifestations of Henoch-Schönlein purpura. Dig Dis Sci. 2008; 8: 2011-9.

23. Jauhola O, Ronkainen J, Koskimies O, Ala-Houhala M, Arikoski P, Holtta T, *et al.* Renal manifestations of Henoch-Schönlein purpura in a 6-month prospective study of 223 children. Arch Dis Child. 2010; 95: 877-82.

24. Ha TS, Lee JS. Scrotal involvement in childhood Henoch-Schönlein purpura. Acta Paediatr. 2007; 96: 552-5.

25. Nadrous HF, Yu AC, Specks U, Ryu JA. Pulmonary involvement in Henoch-Schönlein purpura. Mayo Clin Proc. 2004; 79: 1151-7.

26. Saulsbury FT. Clinical update: Henoch-Schönlein purpura. Lancet. 2007; 369: 976-8.

27. Michel BA, Hunder GG, Bloch DA. Hypersensitivity vasculitis and Henoch-Schönlein purpura: a comparison between the 2 disorders. J Rheumatol. 1992; 19: 721-8.

28. Fiore E, Rizzi M, Ragazzi M, Vanoni F, Bernasconi M, Bianchetti MG, *et al.* Acute hemorrhagic edema of young children (cockade purpura and edema): a case series and systematic review. J Am Acad Dermatol. 2008; 4: 684-95.

29. Bogdanovic R. Henoch-Schönlein purpura nephritis in children: risk factors, prevention and treatment. Acta Paediatr. 2009; 98: 1882-9.

30. Chartapisak W, Opastiraku S, Willis NS, Craig JC, Hodson EM. Prevention and treatment of renal disease in Henoch-Schönlein purpura: a systematic review. Arch Dis Child. 2009; 94: 132-7.

31. Gibson KL, Amamoo MA, Primack WA. Corticosteroid therapy for Henoch-Schönlein purpura. Pediatrics. 2008; 121: 870-1.

32. Weiss PF, Feinstein JA, Luan X, Burnham JM, Feudtner C. Effects of corticosteroid on Henoch-Schönlein purpura: a systematic review. Pediatrics. 2007; 120: 1079-87.

33. Donghi D, Schanz U, Sahrbacher U, Recher M, Trüeb RM, Müllhaupt B, *et al.* Life-threatening or organ-impairing Henoch-Schönlein purpura: plasmapheresis may save lives and limit organ damage. Dermatology. 2009; 219: 167-70.

34. Donnithorne KJ, Atkinson TP, Hinze CH, Nogueira JB, Saeed SA, Askenazi DJ, *et al.* Rituximab therapy for severe refractory chronic Henoch-Schönlein purpura. J Pediatr. 2009; 155: 136-9.

35. Iqbal H, Evans A. Dapsone therapy for Henoch-Schönlein purpura: a case series. Arch Dis Child. 2005; 90: 985-6.

Capítulo 6

Síndrome de Goodpasture

T. Hellmark,[1] J. Wieslander[2]

[1] Department of Nephrology
Clinical Sciences in Lund
Lund University
Lund, Suecia

[2] Euro Diagnostica AB
Malmö, Suecia

Dirección para correspondencia
Thomas Hellmark Ph.D.
Thomas.Hellmark@med.lu.se

Introducción

El término «síndrome de Goodpasture» se ha empleado durante más de 50 años para describir a los pacientes que presentan síndromes renopulmonares agudos o subagudos de origen desconocido, como reconocimiento a un caso publicado en 1919 por E.W. Goodpasture.[1,2] El síndrome de Goodpasture, también conocido como enfermedad antimembrana basal glomerular, es un trastorno autoinmunitario raro. Los pacientes producen autoanticuerpos contra el dominio 1 no colagenoso (NC1) de la cadena $\alpha 3$ del colágeno de tipo IV $(a3[IV])^3$ que provocan glomerulonefritis con o sin hemorragia pulmonar manifiesta. Si no se identifica y trata la enfermedad a tiempo, los pacientes experimentan una rápida progresión a insuficiencia renal y mueren. A pesar del tratamiento actual, sólo un tercio de los pacientes diagnosticados sobreviven con la función renal conservada después de seis meses de seguimiento.[4]

El hombre tras el síndrome

Ernest William Goodpasture nació el 17 de octubre de 1886 en una granja en Clarkesville, Tennessee (Estados Unidos), y falleció el 20 de septiembre de 1960. Estudió en la Universidad de Vanderbilt de 1903 a 1907. Posteriormente, en 1908, se matriculó en la Facultad de Medicina de la Universidad John Hopkins, donde se licenció en medicina el año 1912. Allí permaneció hasta 1915 para llevar a cabo sus estudios de posgrado en el Departamento de Anatomía Patológica. De 1915 a 1918 trabajó como becario posdoctoral y ayudante de profesor en la Facultad de Medicina de la Universidad de Harvard. Durante la I Guerra Mundial fue llamado al servicio activo y destinado al Hospital Naval de Chelsea, donde sirvió durante 1918 y 1919. A partir de 1921-1922 continuó prestando servicio como jefe del Departamento de Anatomía Patológica de la Universidad de Filipinas, en Manila. Tras regresar a Estados Unidos en 1922, fue nombrado director del Laboratorio de Investigación Singer en Pittsburgh, y al cabo de dos años aceptó el cargo de profesor titular de Anatomía Patológica en la Facultad de Medicina de la Universidad de Vanderbilt. Goodpasture escogió trabajar en la Universidad de Viena mientras se construía la nueva facultad de medicina en Vanderbilt, y volvió en 1925 para quedarse allí hasta 1955.

Goodpasture es más conocido como científico por inventar la técnica del embrión de pollo, cuyo uso facilitó enormemente el estudio de las enfermedades víricas y permitió, por primera vez, la producción masiva de virus. La primera publicación de Goodpasture sobre embriones de pollo es de 1931, y la última de 1959. El artículo de 1931 era un resumen de su trabajo sobre la encefalitis herpética, la rabia, la fiebre amarilla, el molusco contagioso y la viruela aviaria. El huevo embrionado demostró ser una herramienta de laboratorio de un valor incalculable en virología, puesto que los huevos eran baratos, fáciles de conseguir y permitían ser manipulados. Por todo ello, la técnica del embrión de pollo se considera un avance de referencia en la investigación de virus en animales, y puede que el mayor valor de esta técnica esté en el desarrollo de las vacunas. Entre éstas, la inmunización frente a la fiebre amarilla y el tifus fue particularmente eficaz. Goodpasture fue nominado ocho veces al premio Nobel entre 1937 y 1949, y según palabras de Mac-

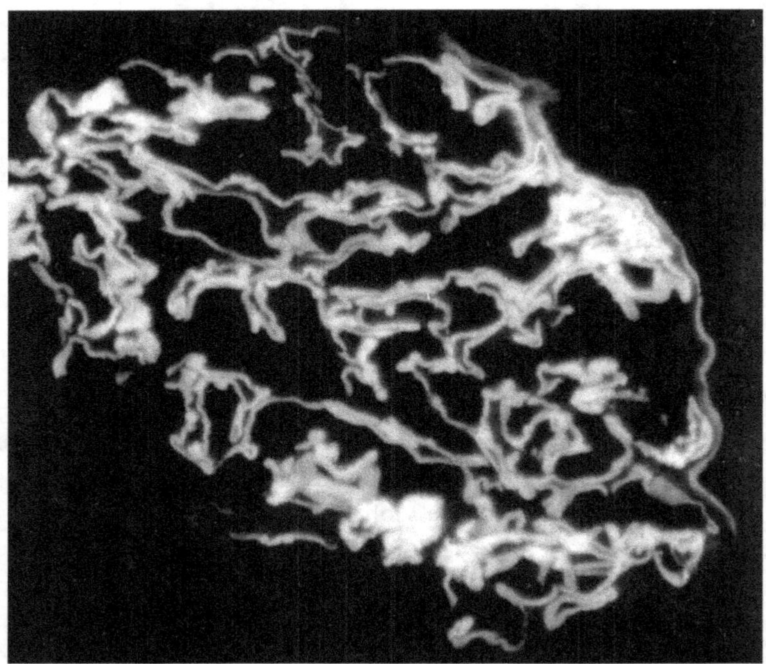

*Figura 1. Inmunofluorescencia directa de biopsia renal humana. Se visualiza la IgG
y se observa una tinción lineal en la membrana basal glomerular. Esta imagen es idéntica
a la tinción con anticuerpos monoclonales anti-α3(IV).*

farlane Burnet «casi todos los últimos avances prácticos en el control de las enfermedades víricas en el hombre y los animales se deben al descubrimiento de la técnica del huevo embrionado de Goodpasture», si bien nunca llegó a recibir el premio.

¿Por qué se da entonces el nombre de Goodpasture a un síndrome renopulmonar? Durante los años 1918 y 1919, en el Hospital Naval de Chelsea, Goodpasture estudió la anatomopatología de la gripe durante la gran pandemia de gripe que acabó con la vida de 20 millones de personas. Llevó a cabo un estudio de autopsias de fallecidos por gripe para hallar la causa de la enfermedad. Durante estos estudios identificó dos casos, uno con afectación pulmonar típica y un segundo caso más insólito. Se trataba de un chico de 18 años de edad con enfermedad desde hacía un mes y hemoptisis masiva; la autopsia reveló que el bazo y los riñones también estaban afectados. Este estudio[2] es de interés porque constituye el origen de la descripción del síndrome renopulmonar como síndrome de Goodpasture. El propio Goodpasture afirmó que el uso de su nombre para este síndrome era inapropiado, puesto que él intentaba hallar la causa de la gripe y no establecer una relación entre ciertas enfermedades pulmonares y renales. Aunque podría ser que éste fuera el primer caso notificado de síndrome de Goodpasture, la anatomopatología también indica que podría tratarse de granulomatosis de Wegener, si bien los intentos de hallar los cortes histológicos correspondientes han fracasado y, por consiguiente, nunca sabremos la respuesta.

1   Aspectos epidemiológicos y patogénicos

1.1   *Definición*

El término «síndrome de Goodpasture» se ha empleado históricamente para describir a los pacientes con síndromes renopulmonares agudos o subagudos de origen desconocido. Cuando se introdujo la técnica de inmunofluorescencia (IF) directa se observó que estos pacientes presentaban a menudo un depósito lineal y continuo de inmunoglobulinas en la membrana basal glomerular (véase la figura 1). Se demostró el papel patógeno de estos anticuerpos mediante su elución de riñones humanos y posterior transferencia a primates.[5] Así pues, se utilizó el término «síndrome de Goodpasture» para la tríada de hemorragia pulmonar, insuficiencia renal y anticuerpos antimembrana basal glomerular; actualmente se prefiere utilizarlo para la glomerulonefritis causada por anticuerpos dirigidos contra NC1 α3(IV), con o sin hemorragia pulmonar.

1.2   *Patogenia*

Se han descrito numerosos modelos animales que demuestran el papel patógeno de los anticuerpos antimembrana basal glomerular. En un experimento clásico, los primates presentaron glomerulonefritis tras una inyección de autoanticuerpos eluidos de los riñones de un paciente sometido a nefrectomía que padecía enfermedad antimembrana basal glomerular.[5] Se obtuvieron pruebas indirectas del potencial patógeno de los anticuerpos tras la reaparición de la enfermedad en un trasplante renal realizado a un paciente con títulos elevados y persistentes de anticuerpos antimembrana basal glomerular circulantes. También se han notificado relaciones temporales entre la recaída y la reaparición de autoanticuerpos. Los títulos de anticuerpos antimembrana basal glomerular circulantes, determinados mediante enzimoinmunoensayo (ELISA), han demostrado tener importancia pronóstica.[4]

En 1984 se demostró que los anticuerpos antimembrana basal glomerular reaccionan con péptidos de unos 25-50 kD, y posteriormente se comprobó que estos péptidos derivan del dominio no colagenoso (NC1) del colágeno de tipo IV. Los péptidos se identificaron como una nueva cadena del colágeno de tipo IV: la cadena α3. También se estableció que los epítopos eran crípticos y se hallaban escondidos en el hexámero de dominio NC1.[6] Los pacientes presentan una respuesta inmunitaria policlonal y producen autoanticuerpos frente a diferentes partes del antígeno.[7,8] Se han identificado dos epítopos principales,[9] si bien sólo los anticuerpos frente a uno de ellos ponen de manifiesto la toxicidad de los anticuerpos.[10] Este epítopo se encuentra cerca de la zona de unión helicoidal triple (véase la figura 2). El epítopo es un criptótopo y la accesibilidad para los anticuerpos antimembrana basal glomerular suele ser limitada. Recientemente se ha demostrado que las propiedades crípticas se deben al entrecruzamiento del hexámero de dominio NC1 del colágeno de tipo IV.[11] No obstante, se ha observado que los oxidantes pueden abrir la estructura, al igual que algunas subpoblaciones de anticuerpos antimembrana basal glomerular.[9]

Con todo, están apareciendo nuevos datos que apuntan a un componente importante de linfocitos T en la enfermedad antimembrana basal glomerular. La distribución de los autoanticuerpos de la subclase IgG es compatible con una reacción mediada por linfocitos T contra un antígeno proteínico. En la enfermedad antimembrana basal glomerular humana se observa invariablemente un infiltrado celular intersticial mononuclear, que consiste sobre todo en linfocitos CD4+. Los modelos animales indican que están implicados los linfocitos T autorreactivos. La transferencia de anticuerpos antimembrana basal glomerular por sí sola puede provocar enfermedad, aunque siempre con una glomerulonefritis leve. Asimismo, la inmunización con un péptido corto (es decir, un epítopo de linfocito T) puede causar glomerulonefritis florida sin títulos cuantificables de anticuerpos antimembrana basal glomerular.[12,13]

Todavía se desconoce su origen, pero es interesante destacar que se han detectado anticuerpos antimembrana basal glomerular de tipo IgG naturales en todos los individuos sanos. Estos anticuerpos tienen una baja afinidad y presentan títulos bajos, pero están específicamente dirigidos contra los mismos epítopos hallados en los pacientes con enfermedad de Goodpasture.[14]

1.3 Genética

Los estudios genéticos han revelado una estrecha relación entre la enfermedad antimembrana basal glomerular y la presencia de HLA-DRB1*1501 y DRB1*1502. La mayoría de los informes proceden de poblaciones de raza blanca en las cuales el antígeno DRB1-15 está presente en un 70 a 80% de los pacientes, en comparación con un 20 a 30% de los controles. Se ha hallado una relación negativa con HLA-DR7 y DR1, por lo que éstos ejercen un papel protector.[15]

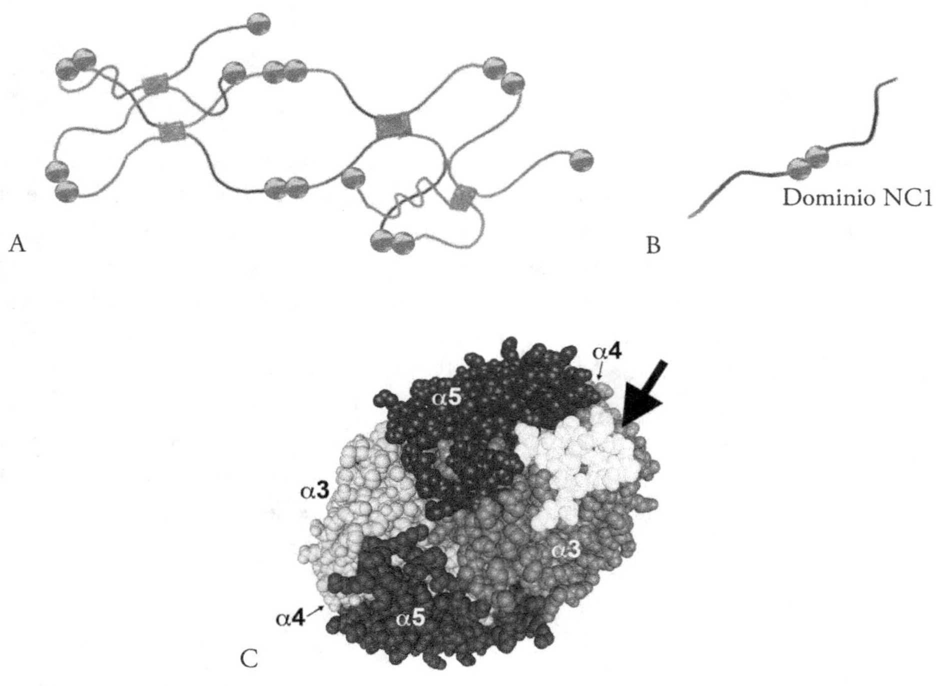

Figura 2. A) La red de colágeno de tipo IV forma el andamiaje de las membranas basales. Cada molécula de colágeno está compuesta por tres cadenas α(IV), y en la membrana basal glomerular humana sólo se encuentran moléculas con una cadena α3(IV), una cadena α4(IV) y una cadena α5(IV). En el extremo N hay cuatro moléculas de colágeno IV conectadas. B) Dos moléculas de colágeno IV están conectadas por sus extremos C, donde cada cadena α(IV) está plegada en un dominio globular, el dominio NC1. C) Modelo de hexámero de dominio NC1 de colágeno de tipo IV que se observa en la membrana basal glomerular. Cada molécula de colágeno de tipo IV está compuesta por una cadena α3, una cadena α4 y una cadena α5. Los dos dominios NC1 de α4 están unidos entre sí, mientras α3 se une a un dominio NC1 de α5. Los aminoácidos identificados como el epítopo de los anticuerpos patógenos se indican en una de las moléculas α3 en color blanco y con la flecha grande. Se indican las posiciones propuestas de los seis dominios NC1 α(IV) que se encuentran en la membrana basal glomerular humana. Cabe destacar que los dos dominios α4(IV) están situados en la parte posterior de la molécula. Esta imagen del hexámero de dominio NC1 se ha modelado a partir de la entrada n.º 29412 de la base de datos MDB del National Center for Biotechnology Information utilizando el software Cn3D (NCBI).

1.4 Epidemiología

Las series de pacientes publicadas proceden de Nueva Zelanda, Australia, Reino Unido, Estados Unidos, China y la región escandinava, y las frecuencias estimadas varían entre 0,5 y 1 caso por millón de habitantes y año. No se han observado diferencias importantes entre las poblaciones asiática y de raza blanca, como ocurre en muchas otras enfermedades. Hay dos picos de incidencia en función de la edad: a los 30 y a los 70 años de edad. La enfermedad es poco frecuente antes de la pubertad, y la proporción entre hombres y mujeres es prácticamente la misma.[4,15,16]

1.5 Agentes ambientales

Se ha intentado varias veces establecer un vínculo con las infecciones víricas, aunque sólo se han publicado casos clínicos aislados. Algunos informes describen la aparición de enfermedad antimembrana basal glomerular después de un tratamiento con litotricia para eliminar cálculos renales, aunque esta asociación no se confirmó en un estudio a mayor escala.[17] También se ha propuesto la exposición a sustancias químicas (como los disolventes orgánicos y el humo del tabaco) como un factor destacado, o por lo menos predisponente a una manifestación pulmonar de la enfermedad.[18] Sin embargo, no hay pruebas de que ninguno de estos factores pueda causar la enfermedad por sí solo, si bien es probable que todos ellos puedan hacer que una enfermedad subaguda existente se convierta en aguda. El reconocimiento limitado del epítopo es compatible con una posible participación del mimetismo molecular o la autoinmunización con fragmentos del antígeno.

2 Aspectos clínicos

2.1 Manifestaciones clínicas

La presentación típica es la de un síndrome renopulmonar, es decir, la combinación de insuficiencia renal y pulmonar. No obstante, se han descrito muchos otros tipos de presentaciones. La mayoría de los pacientes refieren cierto grado de síntomas prodrómicos generales, como fatiga y malestar, aunque normalmente sólo se limitan a algunas semanas o meses previos. En algunas series, más del 50 % de los pacientes sólo presentan afectación renal. Prácticamente todos tienen microhematuria, muchos tienen macrohematuria y es frecuente que la insuficiencia renal sea de progresión rápida. A veces la progresión es fulminante y conduce a anuria en pocos días, mientas que en la menor parte de los casos la evolución es larga y la función renal se conserva durante varios meses. La proteinuria suele ser leve, aunque en casos aislados se observa síndrome nefrótico. Los síntomas

Signos y síntomas	Prevalencia	Comentarios
Glomerulonefritis de progresión rápida	99 %	–
Afectación pulmonar	30-60 %	–
Malestar, fatiga y pérdida de peso	70-90 %	Relacionados con la anemia, la uremia o el grado de inflamación
Artralgia y mialgia	Poco frecuente	Pueden no estar relacionadas con el síndrome de Goodpasture
Hipertensión		Acontecimiento tardío debido a insuficiencia renal avanzada con retención de líquido

Tabla 1. Signos y síntomas al inicio del síndrome de Goodpasture.

iniciales en los pacientes con afectación pulmonar son hemoptisis, disnea de esfuerzo, tos y fatiga. La hemorragia se produce principalmente en los espacios alveolares y puede desembocar en una fuerte anemia ferropénica o en una disnea de esfuerzo, incluso en ausencia de hemoptisis. Hay varios informes que indican que factores ambientales como el humo del tabaco u otros humos o gases inhalados pueden predisponer a manifestaciones pulmonares de la enfermedad.[18,19] En raras ocasiones, las manifestaciones clínicas de la enfermedad se limitan a los pulmones.[19] En la tabla 1 se encuentran los signos y síntomas iniciales.

2.2 Características anatomopatológicas

En general, la microscopía óptica revela una formación extensa y generalizada de medias lunas. El porcentaje de glomérulos con medias lunas supera el 80 %; este porcentaje suele estar relacionado con la función renal y con el desenlace después del tratamiento. El resultado típico en la microscopía por IF directa es una tinción lineal de IgG en la membrana basal glomerular, a menudo acompañada de depósitos de C3. A veces se observan otros patrones de tinción, en especial en los casos leves con función renal conservada, así como en los glomérulos gravemente dañados (véase la tabla 2).

2.3 Características serológicas

Los anticuerpos antimembrana basal glomerular están presentes, por definición, en todos los pacientes con síndrome de Goodpasture; sin embargo, métodos de detección dife-

Método	Resultado	Comentario
Microscopía óptica de tejido renal	Formación extensa de medias lunas, glomerulonefritis proliferativa difusa con grado variable de necrosis, glomeruloesclerosis y pérdida tubular	
Inmunofluorescencia en tejido renal	Unión lineal de IgG en la membrana basal glomerular	En ocasiones puede observarse en el lupus eritematoso sistémico, la diabetes mellitus, los trasplantes renales y en algunos riñones sanos
	Depósitos de C3	Se observan en aproximadamente un 75 % de los casos
	IgA o IgM	Se observan en un 10-15 % de los casos
Análisis de orina	Hematuria, proteinuria	
Creatinina en suero	Elevada	

Tabla 2. Hallazgos de laboratorio.

rentes pueden dar lugar a resultados discrepantes. Los anticuerpos antimembrana basal glomerular circulantes pueden detectarse mediante IF indirecta, inmunotransferencia *(Western blot)* o ELISA. Para la IF indirecta, se recubre un corte de riñón sano con suero del paciente. Debe disponerse de un buen sustrato y un buen anatomopatólogo, puesto que la tinción inespecífica puede ser difícil de distinguir del verdadero patrón de tinción lineal. A menudo, los títulos bajos de autoanticuerpos circulantes no pueden detectarse con IF indirecta. Muchos laboratorios cuentan con su propio ensayo para detectar anticuerpos antimembrana basal glomerular o su método de *Western blot,* y hay varios kits de ELISA disponibles en el mercado. Los resultados de estos ensayos dependen de la pureza del preparado de antígeno, pero suelen ser buenos.[20] Los anticuerpos antimembrana basal glomerular unidos al tejido pueden visualizarse mediante IF directa de muestras de biopsia renal (véase la figura 1). Este método puede arrojar resultados falsos positivos en caso de diabetes y en biopsias de trasplantes renales. En los pacientes con síndrome renopulmonar pueden detectarse anticuerpos antimembrana basal glomerular en aproximadamente un tercio de los casos; en aquellos con glomerulonefritis de progresión rápida sin síntomas pulmonares, menos del 5 % presentan anticuerpos antimembrana basal glomerular circulantes.

Muchos pacientes (20-35 %) con anticuerpos antimembrana basal glomerular también tienen anticuerpos anticitoplasma del neutrófilo (ANCA), en su mayoría con

Parámetro serológico	Prevalencia
Anticuerpos antimembrana basal glomerular	100 %
ANCA (principalmente ANCA-MPO)	20-35 %

ANCA: anticuerpos anticitoplasma del neutrófilo.

Tabla 3. Datos serológicos.

especificidad por la mieloperoxidasa (ANCA-MPO). Algunos pacientes doblemente positivos presentan características típicas de granulomatosis de Wegener o poliangeítis microscópica, aunque prácticamente todos los casos publicados tienen enfermedad renal grave.[21,22] Por lo tanto, se recomienda determinar tanto los anticuerpos ANCA como los antimembrana basal glomerular en los pacientes con enfermedad renal (véase la tabla 3).

2.4 Criterios diagnósticos

El diagnóstico de síndrome de Goodpasture se basa en la detección de anticuerpos antimembrana basal glomerular junto con glomerulonefritis o hemorragia pulmonar. El diagnóstico es problemático sólo cuando se observan de manera simultánea signos de otras enfermedades.

2.5 Pronóstico

El pronóstico de la enfermedad antimembrana basal glomerular depende en gran medida del estadio en que se encuentre la afectación renal en el momento del diagnóstico. Si se detecta antes de que la creatinina sérica haya aumentado por encima de 600 µmol/l (5 mg/dl) hay una alta probabilidad de recuperación renal, siempre que se instaure con rapidez un tratamiento con inmunodepresores y recambios plasmáticos.[4,23] En estos pacientes, la cantidad de anticuerpos circulantes específicos de epítopo parece aportar información pronóstica. En algunos pacientes con títulos bajos de anticuerpos circulantes, que tienden a mostrar positividad para ANCA-MPO, la IF de la biopsia renal no muestra el patrón lineal típico. Esto, junto con los casos de reaparición de los síntomas coincidente con la elevación de los anticuerpos antimembrana basal glomerular, hace pensar que quizás los títulos bajos de estos anticuerpos carecen de significación clínica. No obstante, sería prudente esperar unos meses para el trasplante renal después de que los anticuerpos antimembrana basal glomerular hayan caído por debajo del umbral de detección.

2.6 Predicción

En el contexto de la insuficiencia renal moderada y la hematuria microscópica, los anticuerpos antimembrana basal glomerular auguran una urgencia nefrológica. Una prueba positiva indica que el paciente tiene un alto riesgo de padecer una insuficiencia renal permanente, además de una hemorragia pulmonar potencialmente mortal, a menos que se tomen medidas terapéuticas contundentes. Una prueba negativa, en especial junto con pruebas negativas para ANCA, indica que los tratamientos citotóxicos pueden interrumpirse con seguridad durante unos días, por ejemplo hasta obtener los resultados de la biopsia. En la insuficiencia renal oligúrica, una prueba positiva indica nefropatía terminal.

El ELISA utilizando dominios NC1 purificados del colágeno de tipo IV ha pasado a ser el método de referencia para la detección de anticuerpos antimembrana basal glomerular para muchos nefrólogos, lo que hace que la sensibilidad y la especificidad sean imposibles de calcular. Las reacciones falsas positivas se producen principalmente en el lupus eritematoso sistémico y en otras enfermedades con activación policlonal. Normalmente, cerca de un 1 % de las muestras enviadas al laboratorio muestran reactividades inespecíficas. Esto puede controlarse comprobando siempre las reactividades de fondo en cada muestra. En estudios en que se compararon la IF indirecta y kits comerciales de ELISA se ha demostrado una concordancia entre ambas pruebas de cerca del 90 %. Las discrepancias entre los ensayos y los resultados falsos positivos muestran típicamente valores próximos al punto de corte para resultados positivos. El valor diagnóstico de un resultado positivo y el valor diagnóstico de un resultado negativo son muy altos: se han estimado en un 95 % o más.[20]

2.7 Tratamiento

El tratamiento estándar incluye la eliminación extracorporal de autoanticuerpos con el uso de recambios plasmáticos o adsorción de proteína A combinada con ciclofosfamida y glucocorticoides para reducir la producción de anticuerpos. Los recambios plasmáticos intensivos a menudo consiguen controlar la enfermedad en un plazo de dos a tres semanas, aunque suelen ser necesarias sesiones adicionales de tratamiento para evitar cualquier rebote después del recambio plasmático. El tratamiento con ciclofosfamida suele reducirse a los tres meses, y si entonces ya no se detectan anticuerpos antimembrana basal glomerular mediante ELISA no son necesarios más fármacos citotóxicos. Los anticuerpos antimembrana basal glomerular rara vez reaparecen después del primer año, pero los pacientes que muestran positividad para ANCA pueden experimentar una recaída clínica al mismo tiempo que un aumento de los títulos de éstos.

Se han propuesto varias nuevas dianas terapéuticas para el síndrome de Goodpasture, como el sistema del complemento, los linfocitos T y el receptor Fc-γ III, y se han utilizado modelos animales para demostrar los conceptos. Los anticuerpos anti-CD8 inhibieron completamente el desarrollo de albuminuria, los depósitos de fibrina en los glomérulos, las anomalías glomerulares e intersticiales, y la entrada de linfocitos T CD8+ sin afectar a la cantidad de anticuerpos antimembrana basal glomerular.[24] Utilizando enzimas bacterianas que afectan a las moléculas de IgG, la enfermedad se redujo significativamente mediante EndoS (elimina el glucano de las IgG) y se evitó por completo mediante IdeS (escinde específicamente las IgG).[25]

3 Conclusiones

Las manifestaciones clínicas del síndrome de Goodpasture pueden variar, pero la enfermedad antimembrana basal glomerular en el hombre tiene un mal pronóstico. La glomerulonefritis de progresión rápida combinada con la hemorragia pulmonar suelen provocar la muerte del paciente si no se tratan. Los resultados obtenidos con el tratamiento combinado de inmunodepresión y recambios plasmáticos han mostrado un pronóstico mucho mejor, si bien sigue siendo importante iniciar el tratamiento antes de que los daños renales sean demasiado importantes. Por lo tanto, identificar a tiempo los casos constituye un requisito básico que puede lograrse mediante pruebas sensibles. El síndrome de Goodpasture se ha estudiado a fondo durante los últimos 50 años y puede considerarse, en general, un modelo de enfermedades autoinmunes. La enfermedad puede transferirse con los anticuerpos. El antígeno es bien conocido como el extremo C de la cadena α-3 del colágeno de tipo IV, y el epítopo críptico está bien definido. El modelo experimental de nefritis por anticuerpos antimembrana basal glomerular que presenta semejanza con el síndrome de Goodpasture es actualmente uno de los modelos de uso más generalizado en el estudio de los procesos inflamatorios.

Bibliografía

1. Stanton MC, Tange JD. Goodpasture's syndrome (pulmonary haemorrhage associated with glomerulonephritis). Aust Ann Med. 1958; 7: 132-44.
2. Goodpasture EW. The significance of certain pulmonary lesions in relation to the etiology of influenza. Am J Med Sci. 1919; 158: 863-70.
3. Wieslander J, Bygren P, Heinegard D. Isolation of the specific glomerular basement membrane antigen involved in Goodpasture syndrome. Proc Natl Acad Sci USA. 1984; 81: 1544-8.
4. Segelmark M, Hellmark T, Wieslander J. The prognostic significance in Goodpasture's disease of specificity, titre and affinity of anti-glomerular-basement-membrane antibodies. Nephron Clin Pract. 2003; 94: 59-68.
5. Lerner RA, Glassock RJ, Dixon FJ. The role of anti-glomerular basement membrane antibody in the pathogenesis of human glomerulonephritis. J Exp Med. 1967; 126: 989-1004.
6. Wieslander J, Langeveld J, Butkowski R, Jodlowski M, Noelken M, Hudson BG. Physical and immunochemical studies of the globular

domain of type IV collagen. Cryptic properties of the Goodpasture antigen. J Biol Chem. 1985; 260: 8564-70.

7. Hellmark T, Johansson C, Wieslander J. Characterization of anti-GBM antibodies involved in Goodpasture's syndrome. Kidney Int. 1994; 46: 823-9.

8. Hellmark T, Segelmark M, Unger C, Burkhardt H, Saus J, Wieslander J. Identification of a clinically relevant immunodominant region of collagen IV in Goodpasture disease. Kidney Int. 1999; 55: 936-44.

9. Hudson BG, Tryggvason K, Sundaramoorthy M, Neilson EG. Alport's syndrome, Goodpasture's syndrome, and type IV collagen. N Engl J Med. 2003; 348: 2543-56.

10. Hellmark T, Burkhardt H, Wieslander J. Goodpasture disease. Characterization of a single conformational epitope as the target of pathogenic autoantibodies. J Biol Chem. 1999; 274: 25862-8.

11. Borza DB, Bondar O, Colon S, Todd P, Sado Y, Neilson EG, et al. Goodpasture autoantibodies unmask cryptic epitopes by selectively dissociating autoantigen complexes lacking structural reinforcement: novel mechanisms for immune privilege and autoimmune pathogenesis. J Biol Chem. 2005; 280: 27147-54.

12. Lou YH. Anti-GBM glomerulonephritis: a T cell-mediated autoimmune disease? Arch Immunol Ther Exp (Warsz). 2004; 52: 96-103.

13. Bolton WK, Chen L, Hellmark T, Wieslander J, Fox JW. Epitope spreading and autoimmune glomerulonephritis in rats induced by a T cell epitope of Goodpasture's antigen. J Am Soc Nephrol. 2005; 16: 2657-66.

14. Yang R, Cui Z, Hellmark T, Segelmark M, Zhao MH, Wang HY. Natural anti-GBM antibodies from normal human sera recognize alpha3(IV)NC1 restrictively and recognize the same epitopes as anti-GBM antibodies from patients with anti-GBM disease. Clin Immunol. 2007; 124: 207-12.

15. Salama AD, Levy JB, Lightstone L, Pusey CD. Goodpasture's disease. Lancet. 2001; 358: 917-20.

16. Cui Z, Zhao MH, Xin G, Wang HY. Characteristics and prognosis of Chinese patients with anti-glomerular basement membrane disease. Nephron Clin Pract. 2005; 99: 49-55.

17. Westman KW, Ericsson UB, Hoier-Madsen M, Wieslander J, Lindstedt E, Bygren PG, et al. Prevalence of autoantibodies associated with glomerulonephritis, unaffected after extracorporeal shock wave lithotripsy for renal calculi, in a three-year follow-up. Scand J Urol Nephrol. 1997; 31: 463-7.

18. Donaghy M, Rees AJ. Cigarette smoking and lung haemorrhage in glomerulonephritis caused by autoantibodies to glomerular basement membrane. Lancet. 1983; 2: 1390-3.

19. Harrity P, Gilbert-Barness E, Cabalka A, Hong R, Zimmerman J. Isolated pulmonary Goodpasture syndrome. Pediatr Pathol. 1991; 11: 635-46.

20. Sinico RA, Radice A, Corace C, Sabadini E, Bollini B. Anti-glomerular basement membrane antibodies in the diagnosis of Goodpasture syndrome: a comparison of different assays. Nephrol Dial Transplant. 2006; 21: 397-401.

21. Hellmark T, Niles JL, Collins AB, McCluskey RT, Brunmark C. Comparison of anti-GBM antibodies in sera with or without ANCA. J Am Soc Nephrol. 1997; 8: 376-85.

22. Chen M, Cui Z, Zhao MH. ANCA-associated vasculitis and anti-GBM disease: the experience in China. Nephrol Dial Transplant. 2010; 25: 2062-5.

23. Levy JB, Turner AN, Rees AJ, Pusey CD. Long-term outcome of anti-glomerular basement membrane antibody disease treated with plasma exchange and immunosuppression. Ann Intern Med. 2001; 134: 1033-42.

24. Reynolds J, Norgan VA, Bhambra U, Smith J, Cook HT, Pusey CD. Anti-CD8 monoclonal antibody therapy is effective in the prevention and treatment of experimental autoimmune glomerulonephritis. J Am Soc Nephrol. 2002; 13: 359-69.

25. Yang R, Otten MA, Hellmark T, Collin M, Bjorck L, Zhao MH, et al. Successful treatment of experimental glomerulonephritis with IdeS and EndoS, IgG-degrading streptococcal enzymes. Nephrol Dial Transplant. 2010; 25: 2479-86.

Capítulo 7

Vasculitis de órgano aislado

J. Hernández-Rodríguez,[1] G.S. Hoffman[2]

[1] Grupo de Investigación en Vasculitis
  Servicio de Enfermedades Autoinmunes
  Hospital Clínic
  Barcelona

[2] Center for Vasculitis Care and Research
  Department of Rheumatic and Immunologic Diseases
  Cleveland Clinic Lerner College of Medicine
  Cleveland Clinic
  Cleveland, Ohio, Estados Unidos

Dirección para correspondencia
Dr. José Hernández-Rodríguez
jhernan@clinic.ub.es

Introducción

Las vasculitis sistémicas se caracterizan por la inflamación vascular de diferentes órganos o sistemas. Sin embargo, las vasculitis también pueden afectar a determinados territorios de forma aislada, sin extensión sistémica (véase la figura 1).[1] Mientras que las vasculitis sistémicas son relativamente conocidas y el interés por sus aspectos etiopatogenéticos, clínicos, terapéuticos y su clasificación ha aumentado durante las últimas décadas, las vasculitis aisladas o vasculitis de órgano aislado son mucho más infrecuentes y su estudio se ha limitado a la publicación de series pequeñas o casos aislados.

Las vasculitis de órgano aislado pueden afectar a órganos o territorios de forma difusa o focal. La afectación difusa o multifocal en un solo órgano suele producirse en el sistema nervioso central (SNC), los riñones y la piel, que respectivamente se conocen como vasculitis primaria del SNC,[2] vasculitis renal limitada[3] y vasculitis cutánea aislada.[4] Además, las vasculitis de órgano aislado pueden afectar de forma difusa a otros territorios, como los nervios periféricos,[5] los músculos gastrocnemios,[6,7] las arterias coronarias,[8,9] las arterias pulmonares[9,10] y la retina.[11,12] Las vasculitis de órgano aislado bien delimitadas o focales se han descrito en el tejido mamario, en estructuras ginecológicas, testiculares e intraabdominales, en el tracto urinario y en segmentos de la aorta.[1]

Las vasculitis de órgano aislado con afectación difusa o multifocal pueden comportar una morbilidad y una mortalidad destacables, no pueden tratarse con una resección quirúrgica y normalmente requieren un tratamiento sistémico.[1] Sin embargo, con frecuencia las vasculitis de órgano aislado focales se diagnostican de manera incidental en tejidos resecados por sospecha de cáncer, infección u otras anomalías no relacionadas con la vasculitis, y suelen resolverse con la propia resección de la lesión, sin necesidad de tratamiento farmacológico.[1]

Como las vasculitis sistémicas pueden afectar a cualquier territorio donde típicamente se localizan las vasculitis de órgano aislado (tanto las difusas como las focales), ante una sospecha de vasculitis de órgano aislado siempre es necesario descartar una vasculitis sistémica.

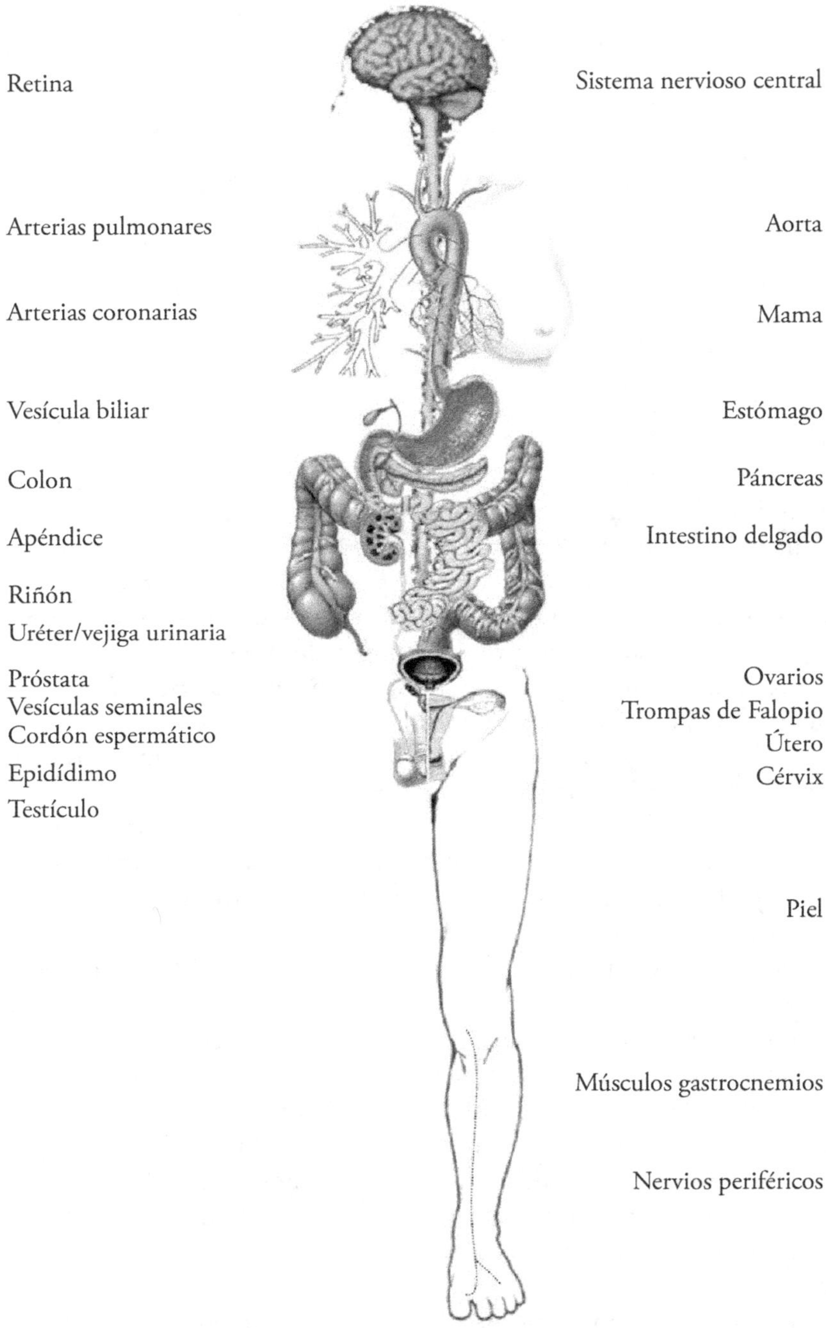

Figura 1. Órganos y estructuras afectados en las vasculitis de órgano aislado. (Modificada con permiso de ref. 1.)

1 La descripción histológica en la nosología de las vasculitis de órgano aislado

Hasta la actualidad, la clasificación de las vasculitis sistémicas se realiza según los criterios de clasificación del American College of Rheumatology de 1990[13] y de la Conferencia de consenso para la nomenclatura de las vasculitis sistémicas de Chapel Hill (North Carolina, Estados Unidos) de 1994.[14] Estos sistemas clasificatorios fueron creados para las diferentes vasculitis sistémicas y no incluían las vasculitis de órgano aislado. Por tanto, estas últimas deben definirse sin utilizar términos propios de vasculitis sistémicas, que de por sí denotan una afectación generalizada, como «arteritis de células gigantes» o «poliarteritis nudosa». A pesar de esta consideración, las vasculitis de órgano aislado se han descrito en la literatura y todavía suelen describirse como «poliarteritis nudosa o arteritis de células gigantes aislada o localizada».

En el estudio histológico, las vasculitis de órgano aislado son indistinguibles de las vasculitis sistémicas,[15-17] ya que ambas pueden afectar a vasos de todos los tamaños y el tipo de infiltrado puede ser igualmente granulomatoso (con predominio de macrófagos y linfocitos, con o sin células gigantes) o no granulomatoso (patrones leucocitoclástico, linfocítico y neutrófilo, con o sin necrosis de la pared vascular).[18]

Por tanto, y como alternativa a los términos utilizados hasta ahora, la terminología de las vasculitis de órgano aislado debería limitarse a la descripción de las características histológicas principales de la lesión vasculítica y del órgano afectado (por ejemplo, «vasculitis linfocítica de vaso pequeño aislada de la mama» o «vasculitis aislada necrosante de vaso mediano del testículo»).[1]

Como algunos casos que se presentan inicialmente como una vasculitis de órgano aislado pueden evolucionar a vasculitis sistémica, el diagnóstico de vasculitis de órgano aislado requiere su confirmación tras un seguimiento mínimo estimado de seis meses.[1]

2 Vasculitis de órgano aislado con afectación difusa

2.1 *Vasculitis primaria del sistema nervioso central*

Las vasculitis sistémicas pueden afectar al SNC, y entre éstas destacan la poliarteritis nudosa, el síndrome de Churg-Strauss, la granulomatosis con poliangeítis (previamente conocida como granulomatosis de Wegener) y la enfermedad de Behçet.[2] La vasculitis primaria del SNC es una vasculitis poco frecuente que afecta exclusivamente a los vasos sanguíneos cerebrales, de la médula espinal y las meninges.[2] En general se presenta con cefalea y trastornos de la esfera cognitiva, además de defectos focales sensitivomotores. No hay marcadores serológicos específicos de la enfermedad, pero el líquido cefalorraquídeo muestra invariablemente cambios inflamatorios.[2]

El diagnóstico de vasculitis primaria del SNC siempre es difícil y se basa en la presencia de tres parámetros, descritos por Calabrese y Mallek en 1988: *1)* desarrollo de un déficit neurológico o psiquiátrico de causa no identificable; *2)* alta probabilidad de vasculitis en la angiografía cerebral, o evidencia histológica de vasculitis en el SNC; y *3)* exclusión de otras causas de vasculitis (sobre todo otras vasculitis sistémicas) o que puedan simular cambios angiográficos compatibles (como procesos linfoproliferativos, infecciones, alteraciones inducidas por fármacos vasoactivos, aterotrombosis o síndrome de vasoconstricción cerebral reversible).[2]

La arteriografía tiene una sensibilidad y una especificidad limitadas, y la biopsia cerebral y de leptomeninges puede asegurar el diagnóstico en caso de que muestre vasculitis (granulomatosa, linfocítica o necrosante), pero una biopsia cerebral negativa no excluye el diagnóstico de vasculitis primaria del SNC, ya que, como en otras vasculitis, a menudo las lesiones inflamatorias vasculares son parcheadas y suelen dejar segmentos sin afectar. La resonancia magnética (RM) cerebral con gadolinio puede aportar información adicional importante, ya que suele estar alterada en la práctica totalidad de los casos (lesiones parenquimatosas multifocales, incluso lesiones tumorales, junto con engrosamiento e hipercaptación de leptomeninges).[2] La normalidad en la RM ayuda a excluir el diagnóstico de vasculitis primaria del SNC, pero los hallazgos positivos, aunque pueden apoyarlo, siguen siendo inespecíficos.[2]

Como las consecuencias de la vasculitis primaria del SNC pueden y suelen ser graves, es fundamental su reconocimiento y su diagnóstico apropiado lo más rápido posible. Los esquemas terapéuticos utilizados en la vasculitis primaria del SNC están basados en los tratamientos de las vasculitis de vaso mediano y pequeño con afectación grave. Por tanto, como tratamiento de inducción de la remisión generalmente se recomiendan ciclofosfamida y dosis altas de glucocorticoides.[2]

2.2   *Vasculitis renal limitada*

El riñón puede afectarse en prácticamente todas las vasculitis sistémicas. Las vasculitis de vaso pequeño, como la granulomatosis con poliangeítis (Wegener), la poliangeítis microscópica, el síndrome de Churg-Strauss, la crioglobulinemia y la púrpura de Schönlein-Henoch, lo hacen en forma de glomerulonefritis. Las vasculitis de vaso grande y mediano (arteritis de células gigantes, arteritis de Takayasu y poliarteritis nudosa) suelen causar isquemia renal por afectación de las arterias renales principales o las ramas intraparenquimatosas.

Se ha publicado algún caso de vasculitis renal unilateral aislada que se ha presentado con infartos renales múltiples por afectación inflamatoria de arterias renales intraparenquimatosas medianas y pequeñas.[19] El resto de las vasculitis de órgano aislado renales corresponden a casos de vasculitis renal limitada (previamente conocida como glomerulonefritis necrosante idiopática con semilunas). La vasculitis renal limitada se relaciona fisiopatológicamente con las vasculitis asociadas a anticuerpos anticitoplasma del neutrófilo (ANCA), sobre todo con la poliangeítis microscópica, ya que se considera una forma fustre o incompleta de esta enfermedad, que afecta en exclusiva al parénquima renal.[3] En una serie de 20 pacientes con vasculitis renal limitada entre 80 con afectación renal por vasculitis, la vasculitis renal limitada predominó en las mujeres (60 %) y la positividad de los ANCA se observó en el 80 % de los casos (MPO 45 % y PR3 35 %).[3] La vasculitis renal limitada mostró mejores porcentajes que las vasculitis sistémicas en la progresión hacia la insuficiencia renal crónica terminal (5 % frente a PAM 21 % / granulomatosis con poliangeítis 34 %) y una menor mortalidad que la granulomatosis con poliangeítis (15 % frente a poliangeítis microscópica 18 % / granulomatosis con poliangeítis 28 %).[3]

Los esquemas terapéuticos recomendados para la vasculitis renal limitada son los mismos que los usados en las vasculitis sistémicas asociadas a ANCA con afectación renal.[20] Para la inducción de la remisión se recomienda ciclofosfamida en pulsos intravenosos y glucocorticoides orales, junto con dosis altas de metilprednisolona en pulsos y recambio plasmático en los casos graves.[20]

2.3　*Vasculitis cutánea localizada o poliarteritis nudosa cutánea*

La piel puede afectarse en casi todas las vasculitis sistémicas, y en algunas de ellas, como la púrpura de Schönlein-Henoch y la urticaria-vasculitis, constituye el territorio diana.[21]

La vasculitis necrosante limitada a la piel también se conoce como «poliarteritis nudosa cutánea». Fue caracterizada en 1974 en una serie de 23 pacientes y todavía se considera una enfermedad benigna, pero con un curso prolongado y recidivante.[4] La manifestación más frecuente son los nódulos subcutáneos dolorosos, menores de 2,5 cm, distribuidos de forma generalizada, con mayor frecuencia en los miembros inferiores. Las lesiones nodulares pueden durar desde pocos días hasta más de dos meses, y por lo general dejan una hiperpigmentación residual. Aproximadamente en la mitad de los casos las lesiones cutáneas pueden llegar a ulcerarse, como consecuencia de una isquemia local prolongada.[4,22] Es frecuente que al mismo tiempo estén presentes lesiones en diferentes estadios.

Las lesiones cutáneas pueden acompañarse de síntomas constitucionales y musculoesqueléticos (artralgias, astenia, fatiga y fiebre o febrícula) hasta en el 50 % de los pacientes. Hasta un tercio de ellos, sobre todo aquellos con lesiones ulceradas, puede desarrollar mononeuritis múltiple.[4] Las alteraciones analíticas, como anemia y elevación de la velocidad de sedimentación globular (VSG), se llegan a observar en un tercio y dos tercios de los pacientes, respectivamente.[4,22] Los marcadores de autoinmunidad y las serologías virales deben ser negativas en todos los pacientes.[22]

El diagnóstico histológico se realiza mediante biopsia cutánea escisional, ya que las arterias inflamadas están localizadas siempre en la dermis profunda o en el panículo adiposo. Por esta razón no es útil una biopsia superficial tipo *punch*. Las características histológicas son importantes para diferenciar esta forma de vasculitis de órgano aislado de otras vasculitis sistémicas con afectación cutánea. En la biopsia suele observarse una única arteria de calibre mediano con signos inflamatorios necrosantes, que incluyen necrosis fibrinoide y leucocitoclasia. Un tercio de los casos puede presentarse con eosinófilos. En los vasos de pequeño calibre de la dermis media y superficial puede apreciarse un infiltrado linfocítico, indistinguible de la afectación por otras vasculitis sistémicas, como las de vaso pequeño.[4] En la vasculitis de órgano aislado cutánea no suele haber relación entre los cambios histológicos y la extensión de la enfermedad o su pronóstico.

El tratamiento de elección consiste en salicilatos u otros antiinflamatorios no esteroideos para casos con recidivas moderadas. También se han utilizado pautas cortas de glucocorticoides, dapsona, ácido nicotínico y pentoxifilina. En casos más graves, o en los que tengan que utilizarse glucocorticoides de forma continuada, puede asociarse algún citotóxico adicional, como metotrexato.[4,22]

2.4 Vasculitis limitada a los músculos gastrocnemios

La vasculitis de órgano aislado limitada a los músculos gastrocnemios suele tener una presentación unilateral, con dolor muscular, hipersensibilidad y tumefacción en la zona gemelar. Ocasionalmente puede presentarse como masas musculares. En la mitad de los pacientes puede haber síntomas constitucionales y musculoesqueléticos, como fiebre y artralgias.[6,7,23] En algunos casos se han descrito lesiones cutáneas superficiales, como púrpura y eritema.[6,7,23] Los reactantes de fase aguda suelen estar moderadamente elevados. La RM muscular puede mostrar signos inflamatorios musculares y es útil para guiar una biopsia muscular,[6] en la cual suele hallarse una vasculitis no granulomatosa, con necrosis y leucocitoclasia.

El tratamiento con glucocorticoides es inicialmente efectivo en todos los casos,[23] pero las recaídas ocurren en alrededor del 50 % de los pacientes, y en su mayor parte requerirán un fármaco inmunodepresor ahorrador de glucocorticoides.[6,7,23]

Es importante considerar que si la vasculitis, además de en el músculo, se encuentra en otros territorios o sistemas (como la piel, en los casos que cursen con púrpura asociada), el cuadro tendría que diagnosticarse como una vasculitis sistémica.

2.5 Vasculitis limitada a los nervios periféricos

La neuropatía causada por la vasculitis es una manifestación común en las vasculitis sistémicas de vaso mediano y pequeño.[24] La vasculitis de órgano aislado de los nervios periféricos es una vasculitis muy infrecuente. Histológicamente se caracteriza por una vasculitis linfocítica de los vasos epineurales o perineurales de pequeño o mediano calibre.[25] De forma repetida se ha comunicado una afectación vasculítica cutánea[26] o muscular[25,27-29] concomitante, y en biopsias musculares simultáneas de casos catalogados de vasculitis de órgano aislado de nervios periféricos se ha observado la vasculitis hasta en el 81 % de ellas.[29] En el mismo sentido, es importante destacar que la mitad de los pacientes con afectación nerviosa y muscular inicial llegan a desarrollar una vasculitis sistémica bien definida durante el seguimiento.[5] Por tanto, como muchos de estos casos en realidad corresponden a vasculitis sistémicas, las vasculitis de órgano aislado de nervios periféricos son todavía mucho más infrecuentes de lo que se ha comunicado.

Excepto algún caso que se ha autolimitado sin tratamiento,[30] los pacientes con una vasculitis de órgano aislado de nervios periféricos suelen requerir glucocorticoides, con o sin otros inmunodepresores adicionales.[5] Las recidivas locales se han observado en casi una cuarta parte de los pacientes.[5]

2.6 Arteritis coronaria y pulmonar aislada

Así como la afectación de las arterias coronarias y pulmonares en las vasculitis sistémicas, como la arteritis de Takayasu, la poliarteritis nudosa o las vasculitis asociadas a ANCA, es relativamente frecuente, las vasculitis de órgano aislado de las arterias coronarias[8,9] o de las arterias pulmonares[9,10] son muy infrecuentes. Dada la estrecha asociación con las vasculitis sistémicas, sobre todo de grandes vasos, ante la sospecha de cualquiera de estas vasculitis de órgano aislado (coronaria y pulmonar) el hallazgo de la vasculitis tras la cirugía vascular debe hacer excluir una vasculitis sistémica de forma exhaustiva.

La arteritis coronaria aislada suele diagnosticarse en los tejidos resecados en una intervención de derivación coronaria o en la autopsia de pacientes con síndromes coronarios agudos o muerte súbita.[9]

Se han comunicado casos de vasculitis de órgano aislado de arterias pulmonares (también denominada arteritis de Takayasu pulmonar aislada)[9] con complicaciones graves e incluso fatales, como el desarrollo de hipertensión arterial pulmonar progresiva o hemoptisis masiva.[9] Otros casos se han tratado con éxito mediante cirugía, con o sin tratamiento médico adyuvante.[9,10] La vasculitis de órgano aislado de las arterias pulmonares que se presenta con aneurismas arteriales múltiples y trombosis venosa profunda se conoce como síndrome de Hughes-Stovin,[31] y se ha sugerido que se trata de una variante incompleta de la enfermedad de Behçet, sin causa conocida. Tanto el tratamiento sistémico con glucocorticoides y ciclofosfamida como la embolización arterial bronquial o la resección quirúrgica de los segmentos pulmonares afectos se han demostrado eficaces en estos pacientes.[31]

2.7 Vasculitis retiniana

La vasculitis retiniana raramente ocurre de forma aislada. Por el contrario, suele asociarse a vasculitis sistémicas, sobre todo granulomatosis con poliangeítis (Wegener), enfermedad de Behçet y con menor frecuencia poliarteritis nudosa y síndrome de Churg-Strauss, y a otras enfermedades sistémicas, entre las que se incluyen la sarcoidosis, la esclerosis múltiple, el lupus eritematoso sistémico, la artritis reumatoide, la policondritis recidivante y la enfermedad inflamatoria intestinal.[11,12] La vasculitis retiniana también se observa en enfermedades oculares primarias, sin extensión sistémica, como la uveítis intermedia, la enfermedad de Eales (periflebitis retiniana con hemorragias superficiales), la angeítis de ramas congeladas *(frosted branch angiitis,* pérdida de visión asociada con inflamación de las dos cámaras del ojo), la coriorretinopatía en perdigonada *(birdshot,* uveítis crónica posterior bilateral idiopática con vitritis y edema macular), la uveítis de Fuchs (iridociclitis crónica heterocrómica unilateral), el síndrome IRVAN *(idiopathic retinal vasculitis, aneurysm, and neuroretinitis)* y la vasculitis retiniana hemorrágica multifocal aguda (pérdida de visión y uveítis anterior).[11,12]

El tratamiento de la vasculitis retiniana, bien sea aislada o asociada a otra afección ocular o sistémica, tiene como objetivo reducir la inflamación vascular que puede producir edema macular o isquemia retiniana, que contribuiría a la pérdida visual. Para ello se han empleado glucocorticoides en inyecciones perioculares o sistémicos, además de otros inmunodepresores.[11,12]

3　Vasculitis de órgano aislado con afectación focal

3.1　*Vasculitis mamaria*

La vasculitis mamaria puede ser parte de una vasculitis sistémica o una vasculitis de órgano aislado.[16] Una revisión de 34 pacientes en que la vasculitis mamaria llevó al diagnóstico inicial de vasculitis (tanto de órgano aislado como sistémica) analizó las características clínicas, analíticas e histológicas de ambos tipos de vasculitis.[16] Entre los factores que no parecen diferenciar el tipo de vasculitis (sistémica o de órgano aislado) se incluyen la edad, la presentación mamaria local (masa dolorosa o indolora, unilateral o bilateral) y la duración de los síntomas. Sin embargo, la existencia de síntomas constitucionales y musculoesqueléticos se observa casi exclusivamente en los pacientes con vasculitis sistémica, que además también presentan una VSG más elevada y una hemoglobina más baja que los pacientes con vasculitis de órgano aislado mamaria. Los hallazgos histológicos no han mostrado diferencias entre ambos tipos de vasculitis. Mientras que los pacientes con una vasculitis de órgano aislado mamaria no requieren tratamiento médico tras la resección de la lesión inflamatoria, los pacientes con vasculitis sistémica suelen precisar tratamiento glucocorticoideo prolongado.[16]

Entre todas las vasculitis sistémicas, la granulomatosis con poliangeítis (Wegener) es la que más a menudo se ha asociado con lesiones mamarias en la literatura médica.[32] Los pacientes con granulomatosis con poliangeítis (Wegener) y lesiones vasculíticas en la mama normalmente presentan manifestaciones clínicas que sugieren una enfermedad multiorgánica o generalizada antes que se haya realizado el diagnóstico de vasculitis mamaria.[32] Otras vasculitis sistémicas que con menor frecuencia pueden afectar a la mama son la poliarteritis nudosa y la arteritis de células gigantes.[16]

3.2 Vasculitis ginecológica

La vasculitis de los órganos ginecológicos se ha detectado en un 0,04[33] a 0,15%[17] de todas las cirugías ginecológicas, y se ha comunicado con más frecuencia como vasculitis de órgano aislado que como vasculitis sistémica. En el momento en que se encuentra una vasculitis ginecológica, las características que pueden contribuir a distinguir la extensión del proceso (aislada o sistémica) se han analizado en una revisión de 163 casos.[17] Las pacientes diagnosticadas de vasculitis de órgano aislado ginecológica suelen ser más jóvenes que aquellas con vasculitis sistémicas (edad mediana 51 años; rango de 18-80 frente a 68 años; rango de 32-83; p = 0,0001), también se presentan más a menudo con sangrado vaginal (57% frente a 25%; p = 0.0002) y con menor frecuencia con masas pélvicas asintomáticas (6% frente a 35%; p = 0.0001). Además, al contrario que las vasculitis sistémicas, las vasculitis de órgano aislado raramente se asocian con síntomas constitucionales o musculoesqueléticos, pero sí con una menor VSG y una mayor hemoglobina que las vasculitis sistémicas.[17]

Mientras que casi todos los pacientes con vasculitis sistémicas suelen requerir glucocorticoides, e incluso algún fármaco inmunodepresor adicional, los pacientes con vasculitis de órgano aislado no requieren otro tratamiento aparte de la escisión quirúrgica de la lesión. La localización de las lesiones vasculíticas también parece diferir entre ambos tipos de vasculitis. Así, las lesiones en las vasculitis de órgano aislado tienden a ser solitarias y a afectar más a menudo al útero, en concreto al cérvix, mientras que en las vasculitis sistémicas las lesiones suelen ser multifocales, localizadas sobre todo en los ovarios, las trompas de Falopio y el miometrio.[17]

En el estudio histopatológico, las vasculitis de órgano aislado se caracterizan por un patrón no granulomatoso en más del 90% de los casos, y al contrario, en las vasculitis sistémicas predomina el patrón granulomatoso en dos tercios de los pacientes. El tamaño de los vasos afectados, tanto medianos como pequeños, se afecta de forma similar en ambos grupos. Se han observado lesiones no vasculíticas, como alteraciones ováricas benignas, sobre todo en las biopsias de pacientes con vasculitis sistémicas (21% frente a 4%; p = 0,001), pero en general suelen coexistir tanto lesiones benignas (sobre todo leiomiomas) como malignas (sobre todo carcinomas de endometrio), sin diferencias entre grupos.[17]

Entre todas las vasculitis sistémicas, la arteritis de células gigantes es la enfermedad que afecta con más frecuencia a los territorios ginecológicos (60% de las vasculitis sistémicas). Un tercio de las pacientes en quienes se diagnostica una vasculitis ginecológica y una arteritis de células gigantes se presentan sin manifestaciones clásicas de arteritis de células gigantes, como síntomas craneofaciales, afectación de grandes vasos o polimialgia reumática.[17] Este hallazgo hace que en las pacientes mayores de 50 años en quienes se descubre una vasculitis granulomatosa ginecológica, cursen o no con otras manifestaciones clínicas, necesariamente tenga que realizarse un estudio de extensión para descartar una vasculitis sistémica, y en especial una arteritis de células gigantes. Otras vasculitis sistémicas que pueden afectar a los órganos ginecológicos son la poliarteritis nudosa, la granulomatosis con poliangeítis (Wegener), la poliangeítis microscópica y la vasculitis crioglobulinémica.[17]

3.3   *Vasculitis testicular*

Como en los otros territorios comentados, la vasculitis testicular puede constituir una vasculitis de órgano aislado o ser parte de una vasculitis sistémica. La incidencia de vasculitis testicular en las cirugías testiculares se ha estimado en un 0,003 %.[15] Las estructuras que pueden afectarse son el testículo (80 % de los casos), el epidídimo (45 %) y el cordón espermático (31 %).[15] Una serie reciente de 72 pacientes con vasculitis testicular ha analizado las diferencias clínicas, biológicas e histológicas entre las vasculitis de órgano aislado y las vasculitis sistémicas.[15] De este análisis no parecen apreciarse diferencias en la edad del diagnóstico, la presentación local (alrededor de un 75 % de los casos se presenta con un aumento de tamaño o una masa dolorosa testicular) ni la duración de los síntomas testiculares. Sin embargo, al contrario que en las vasculitis de órgano aislado testiculares, las vasculitis sistémicas suelen acompañarse con más frecuencia de síntomas constitucionales o musculoesqueléticos, VSG elevada y anemia. Además, requieren tratamiento glucocorticoideo mantenido y en la mitad de los casos algún fármaco inmunodepresor adicional. Las vasculitis de órgano aislado testiculares no precisan otro tratamiento que no sea el derivado del procedimiento quirúrgico.[15]

Las vasculitis testiculares aisladas se diagnostican más a menudo tras la orquiectomía (81 % frente a 43 %; p = 0,001) y con menos frecuencia mediante biopsia testicular (3 % frente a 29 %; p = 0,003) que las vasculitis sistémicas. Esto puede explicarse porque el diagnóstico de presunción mayoritario en las vasculitis de órgano aislado es el cáncer testicular, mientras que la sospecha de neoplasia es menor en los pacientes con vasculitis sistémicas (74 % frente a 32 %; p = 0,001). Igualmente, el carcinoma testicular asociado a vasculitis testicular se ha comunicado de forma casi excepcional, en menos del 2 % de los casos. No se observan cambios en los patrones histológicos en ambos tipos de vasculitis, y por lo general predomina la afectación no granulomatosa de los vasos de mediano calibre.[15]

Aunque en estudios necrópsicos de pacientes con poliarteritis nudosa se ha confirmado en casi todos los casos la afectación testicular,[34] en series clínicas las manifestaciones testiculares sugestivas de poliarteritis nudosa se han observado en menos del 20 % de los pacientes.[34] En este sentido, el análisis de 72 pacientes con vasculitis testicular ha confirmado la poliarteritis nudosa como la vasculitis sistémica que con más frecuencia produce afectación testicular (>60%).[15] Otras vasculitis sistémicas que también pueden cursar con vasculitis testicular son la vasculitis asociada a infecciones víricas (como el virus de la hepatitis B), la granulomatosis con poliangeítis (Wegener), la púrpura de Schönlein-Henoch, la poliangeítis microscópica, la vasculitis crioglobulinémica y el síndrome de Churg-Strauss.[15]

3.4   *Vasculitis de estructuras abdominales*

Las estructuras gastrointestinales se afectan con relativa frecuencia en las vasculitis sistémicas, entre las que destacan la poliarteritis nudosa, la granulomatosis con poliangeítis (Wegener), la poliangeítis microscópica, el síndrome de Churg-Strauss, la púrpura de Schönlein-Henoch, la enfermedad de Behçet, la arteritis de Takayasu y la arteritis de células gigantes. Por otra parte, determinados territorios abdominales también pueden verse afectados por una vasculitis de órgano aislado. Es importante tener en cuenta que la vasculitis gastrointestinal, ya sea como parte de una vasculitis sistémica o como una vasculitis de órgano aislado, pueden conllevar un aumento de la morbilidad e incluso de la mortalidad.[35] También debe considerarse que algunos pacientes que se presentan como una vasculitis de órgano aislado intraabdominal pueden evolucionar a una vasculitis sistémica.[36-38]

3.4.1   *Vasculitis del tracto gastrointestinal*

Se han comunicado casos de vasculitis de órgano aislado del esófago, el estómago y el omento que se han curado tras la resección quirúrgica.[36] También se han descrito vasculitis en el intestino delgado y el colon. Las manifestaciones clínicas principales en estas localizaciones intestinales incluyen dolor abdominal, náuseas, vómitos, diarrea, isquemia o infarto gastrointestinal, sangrado digestivo, obstrucción intestinal y megacolon.[35,36] Sin embargo, aunque algunos de estos casos se han resuelto sólo con cirugía, la mayoría también se han tratado con fármacos inmunodepresores.[35,36] Es preciso destacar que las vasculitis de órgano aislado del tracto intestinal parecen tener tan mal pronóstico como la poliarteritis nudosa con afectación gastrointestinal, ya que a pesar del tratamiento inmunodepresor se ha comunicado alrededor de un 22% de mortalidad en estos pacientes.[35]

3.4.2   *Vasculitis del apéndice*

La vasculitis sistémica que más comúnmente se asocia a la afectación del apéndice es la poliarteritis nudosa (en alrededor del 10% de los casos).[39] Como anécdota cabe mencionar que el apéndice es la estructura en que se describió la primera vasculitis de órgano aislado,[40] y además es el territorio donde más a menudo se diagnostican estas vasculitis. En este sentido, la prevalencia de la vasculitis del apéndice en apendicectomías de la población general oscila entre el 0,24 y el 1,3%.[40,41] De manera similar, se ha observado en el 1,2% de las apendicectomías profilácticas realizadas en el curso de otra intervención abdominal no relacionada con patología apendicular (por ejemplo, colecistectomías, cirugía ginecológica o herniorrafias de la pared abdominal). En estudios necrópsicos se ha encontrado una incidencia de casi el 4% de vasculitis del apéndice en pacientes sin manifestaciones apendiculares. Los pacientes con una vasculitis apendicular aislada, tanto si se presentan con una apendicitis aguda como si se trata de una apendicectomía profiláctica, suelen tener una buena evolución clínica después de un largo seguimiento.[41]

3.4.3   Vasculitis de la vesícula biliar

La vesícula biliar se afecta en el 8 al 40% de los pacientes con poliarteritis nudosa,[37,39] y en otras vasculitis en menos del 2% de los casos.[39] La vasculitis de la vesícula biliar se ha detectado en el 0,04% de las colecistectomías realizadas por colelitiasis o colecistitis complicada.[37] Puesto que los síntomas sistémicos que presentan estos pacientes pueden deberse tanto al proceso colecistítico agudo como a una vasculitis sistémica, esta última no puede descartarse hasta realizar un estudio de extensión después de la resolución del proceso quirúrgico. Los casos de vasculitis de vesícula biliar publicados en la literatura, antes de la colecistectomía sólo presentaban síntomas locales y los reactantes de fase aguda tendían a ser normales o a normalizarse después de la cirugía, sin precisar tratamiento médico añadido.[35-37] El patrón histológico característico de las vasculitis de la vesícula biliar es el de una vasculitis necrosante no granulomatosa.[35-37]

3.4.4   Vasculitis del páncreas

La afectación del páncreas por las vasculitis sistémicas es extraordinariamente rara (<1%).[39] En los casos en que se ha diagnosticado se ha presentado con dolor abdominal. La vasculitis puede afectar a la totalidad del páncreas, estar confinada a una parte de la glándula e incluso producir un efecto masa.[38] Los estudios de imagen pueden revelar lesiones que sean indistinguibles de cualquier lesión maligna, pero su resección ha resultado curativa en estos casos.[35,36]

3.5   Vasculitis aislada de la aorta

La aorta y sus ramas principales se afectan casi invariablemente en las vasculitis de grandes vasos (arteritis de células gigantes y arteritis de Takayasu). Sin embargo, la aorta puede afectarse en el inicio o en el curso de otras vasculitis o enfermedades autoinmunes, como la enfermedad de Kawasaki, el síndrome de Cogan, la policondritis recidivante, la enfermedad de Behçet y la sarcoidosis. Con menor frecuencia la aortitis también puede presentarse en la artritis reumatoide, el lupus eritematoso sistémico y el síndrome de Sjögren. Algunas enfermedades infecciosas, como la tuberculosis y la sífilis, también pueden provocar una inflamación de la pared aórtica.[42]

La vasculitis de órgano aislado de la aorta (o aortitis aislada) normalmente se localiza en la raíz y el arco aórticos. Suele diagnosticarse incidentalmente tras una cirugía reparadora de aneurismas o en estudios necrópsicos.[42] Aunque algunos pacientes con vasculitis aórtica aislada pueden ser bastante jóvenes, la media de edad al diagnóstico está alrededor de la sexta década de la vida.[42-44] Se diagnostica entre 1,5 y 3 veces más en las mujeres que en los hombres.[42-44] Cuando se presenta como una disección aórtica inicial (sobre todo en la aorta ascendente) fallecen hasta dos tercios de los pacientes.[43]

Hay dos estudios principales que han contribuido a la caracterización de la vasculitis aórtica.[42,44] En ellos se incluyeron 1.204 y 513 pacientes que se intervinieron quirúrgicamente por aneurismas de aorta torácica o enfermedad coronaria.[42,44] En estas dos series, después de excluir las aortitis infecciosas y las asociadas a enfermedades sistémicas, se encontraron 52 (4,3 %) y 45 (8,8 %) aortitis localizadas.[42,44] La histología fue compatible con un patrón granulomatoso en el 76 %[42] y el 44 %[44] de los casos. La mayoría de los pacientes (69 % y 95 %) se trataron sólo con cirugía, y únicamente un pequeño porcentaje de ellos (5 %) desarrolló aneurismas en otros segmentos de la aorta después de un seguimiento prolongado.[42,44]

Estos estudios permiten recomendar la abstinencia terapéutica médica cuando se obtiene el diagnóstico de presunción de una vasculitis aórtica aislada. No obstante, también implican que a estos pacientes se les ha de realizar un estudio exhaustivo, clínico y vascular, tanto en el momento del descubrimiento de la vasculitis de órgano aislado como durante su seguimiento continuado (por ejemplo, angiografía por RM inicial y secuencial), ya que la aparición de cualquier cambio en otro territorio vascular tendría que hacer considerar a estos pacientes como afectos de una vasculitis sistémica y, por tanto, se tendrían que tratar de forma consecuente.

4 Conclusiones

Además de las vasculitis sistémicas, que afectan a múltiples territorios, las vasculitis también pueden afectar a órganos o territorios aislados sin afectación generalizada, lo que se conoce como vasculitis de órgano aislado. Estas vasculitis pueden afectar a territorios de forma difusa y también estar confinadas de forma focal en determinados órganos.

Las formas difusas de vasculitis de órgano aislado incluyen la vasculitis primaria del SNC, la vasculitis renal limitada, la vasculitis cutánea aislada y las vasculitis localizadas en los músculos gastrocnemios, los nervios periféricos, las arterias coronarias, las arterias pulmonares y la retina. En estas formas difusas, el grado de extensión y de complejidad, así como el posible solapamiento de territorios afectados y su potencial gravedad, pueden hacer difícil la distinción entre una vasculitis de órgano aislado y una vasculitis sistémica, tanto en el inicio como durante el seguimiento. De hecho, casi siempre requieren un tratamiento inmunodepresor mantenido.

Las formas focales de vasculitis de órgano aislado suelen presentarse en las glándulas mamarias, las estructuras ginecológicas, testiculares y gastrointestinales, y en segmentos de la aorta torácica. El hallazgo de lesiones vasculíticas en estas localizaciones suele ser incidental, al buscar otras afecciones ajenas a la vasculitis (sospecha de cáncer, infección o anomalías estructurales). Casi siempre ocurren en ausencia de síntomas generales y musculoesqueléticos, y los reactantes de fase aguda suelen ser normales. La escisión de la lesión vasculítica parece ser tratamiento suficiente, y no requieren tratamiento médico adicional. Aunque el pronóstico es bueno, todavía se recomienda un período de seguimiento largo, pues esporádicamente algunos casos pueden evolucionar a formas generalizadas.

Bibliografía

1. Hernández-Rodríguez J, Hoffman GS. Updating single-organ vasculitis. Curr Opin Rheumatol. 2012; 24: 38-45.
2. Hajj-Ali RA, Singhal AB, Benseler S, Molloy E, Calabrese LH. Primary angiitis of the CNS. Lancet Neurol. 2011; 10: 561-72.
3. Weidner S, Geuss S, Hafezi-Rachti S, Wonka A, Rupprecht HD. ANCA-associated vasculitis with renal involvement: an outcome analysis. Nephrol Dial Transplant. 2004; 19: 1403-11.
4. Díaz-Pérez JL, De Lagrán ZM, Díaz-Ramon JL, Winkelmann RK. Cutaneous polyarteritis nodosa. Semin Cutan Med Surg. 2007; 26: 77-86.
5. Puechal X, Said G. Necrotizing vasculitis of the peripheral nervous system: nonsystemic or clinically undetectable? Arthritis Rheum. 1999; 42: 824-5.
6. Gallien S, Mahr A, Rety F, Kambouchner M, Lhote F, et al. Magnetic resonance imaging of skeletal muscle involvement in limb restricted vasculitis. Ann Rheum Dis. 2002; 61: 1107-9.
7. Khellaf M, Hamidou M, Pagnoux C, Michel M, Brisseau JM, Chevallier X, et al. Vasculitis restricted to the lower limbs: a clinical and histopathological study. Ann Rheum Dis. 2007; 66: 554-6.
8. Arena V, Valerio L, Arena E, De-Giorgio F, Stigliano E, Monego G, et al. Isolated eosinophilic coronary arteritis. J Clin Pathol. 2010; 63: 469-71.
9. Lie JT. Pathology of isolated nonclassical and catastrophic manifestations of Takayasu arteritis. Int J Cardiol. 1998; 66 (Suppl 1): S11-21.
10. Yamazaki I, Ichikawa Y, Ishii M, Hamada T, Kajiwara H. Surgical case of isolated pulmonary Takayasu's arteritis. Circ J. 2005; 69: 500-2.
11. Walton RC, Ashmore ED. Retinal vasculitis. Curr Opin Ophthalmol. 2003; 14: 413-9.
12. Abu El-Asrar AM, Herbort CP, Tabbara KF. Retinal vasculitis. Ocul Immunol Inflamm. 2005; 13: 415-33.
13. Hunder GG, Arend WP, Bloch DA, Calabrese LH, Fauci AS, Fries JF, et al. The American College of Rheumatology 1990 criteria for the classification of vasculitis. Introduction. Arthritis Rheum. 1990; 33: 1065-7.
14. Jennette JC, Falk RJ, Andrassy K, Bacon PA, Churg J, Gross WL, et al. Nomenclature of systemic vasculitides. Proposal of an international

consensus conference. Arthritis Rheum. 1994; 37: 187-92.

15. Hernández-Rodríguez J, Tan CD, Koening CL, Khasnis A, Rodríguez ER, Hoffman GS, *et al.* Testicular vasculitis: findings differentiating isolated from systemic disease in 72 patients. Medicine (Balt). 2012; 91: en prensa.

16. Hernández-Rodríguez J, Tan CD, Molloy ES, Khasnis A, Rodríguez ER, Hoffman GS, *et al.* Vasculitis involving the breast: a clinical and histopathologic analysis of 34 patients. Medicine (Balt). 2008; 87: 61-9.

17. Hernández-Rodríguez J, Tan CD, Rodríguez ER, Hoffman GS. Gynecologic vasculitis: an analysis of 163 patients. Medicine (Balt). 2009; 88: 169-81.

18. Lie JT. Systemic and isolated vasculitis. A rational approach to classification and pathologic diagnosis. Pathol Annu. 1989; 24 Pt 1: 25-114.

19. Toubi E, Kessel A, Blant A, Szvalb S. Isolated unilateral kidney vasculitis. Isr Med Assoc J. 2000; 2: 404-5.

20. Rutgers A, Sanders JS, Stegeman CA, Kallenberg CG. Pauci-immune necrotizing glomerulonephritis. Rheum Dis Clin North Am. 2010; 36: 559-72.

21. Atzeni F, Carrabba M, Davin JC, Frances C, Ferri C, Guillevin L, *et al.* Skin manifestations in vasculitis and erythema nodosum. Clin Exp Rheumatol. 2006; 24 (1 Suppl 40): S60-6.

22. Daoud MS, Hutton KP, Gibson LE. Cutaneous periarteritis nodosa: a clinicopathological study of 79 cases. Br J Dermatol. 1997; 136: 706-13.

23. Kamimura T, Hatakeyama M, Torigoe K, Nara H, Kaneko N, Satou H, *et al.* Muscular polyarteritis nodosa as a cause of fever of undetermined origin: a case report and review of the literature. Rheumatol Int. 2005; 25: 394-7.

24. Lhote F, Cohen P, Guillevin L. Polyarteritis nodosa, microscopic polyangiitis and Churg-Strauss syndrome. Lupus. 1998; 7: 238-58.

25. Vital C, Vital A, Canron MH, Jaffre A, Viallard JF, Ragnaud JM, *et al.* Combined nerve and muscle biopsy in the diagnosis of vasculitic neuropathy. A 16-year retrospective study of 202 cases. J Peripher Nerv Syst. 2006; 11: 20-9.

26. Collins MP, Periquet MI. Isolated vasculitis of the peripheral nervous system. Clin Exp Rheumatol. 2008; 26 (3 Suppl 49): S118-30.

27. Abgrall S, Mouthon L, Cohen P, Authier FJ, Nizou R, Ropert A, *et al.* Localized neurological necrotizing vasculitides. Three cases with isolated mononeuritis multiplex. J Rheumatol. 2001; 28: 631-3.

28. Panegyres PK, Blumbergs PC, Leong AS, Bourne AJ. Vasculitis of peripheral nerve and skeletal muscle: clinicopathological correlation and immunopathic mechanisms. J Neurol Sci. 1990; 100: 193-202.

29. Said G, Lacroix-Ciaudo C, Fujimura H, Blas C, Faux N. The peripheral neuropathy of necrotizing arteritis: a clinicopathological study. Ann Neurol. 1988; 23: 461-5.

30. De la Sayette V, Macro M, Diraison P, Bertran F, Lechevalier B, Chapon F. Acute necrotizing vasculitis (polyarteritis nodosa?) confined to the nerve with spontaneous recovery. Br J Rheumatol. 1995; 34: 694-5.

31. Chalazonitis AN, Lachanis SB, Mitseas P, Argyriou P, Tzovara J, Porfyrides P, *et al.* Hughes-Stovin syndrome: a case report and review of the literature. Cases J. 2009; 2: 98.

32. Allende DS, Booth CN. Wegener's granulomatosis of the breast: a rare entity with daily clinical relevance. Ann Diagn Pathol. 2009; 13: 351-7.

33. Ganesan R, Ferryman SR, Meier L, Rollason TP. Vasculitis of the female genital tract with clinicopathologic correlation: a study of 46 cases with follow-up. Int J Gynecol Pathol. 2000; 19: 258-65.

34. Dahl EV, Baggenstoss AH, Deweerd JH. Testicular lesions of periarteritis nodosa, with special reference to diagnosis. Am J Med. 1960; 28: 222-8.

35. Salvarani C, Calamia KT, Crowson CS, Miller DV, Broadwell AW, Hunder GG, *et al.* Localized vasculitis of the gastrointestinal tract: a case series. Rheumatology (Oxford). 2010; 49: 1326-35.

36. Burke AP, Sobin LH, Virmani R. Localized vasculitis of the gastrointestinal tract. Am J Surg Pathol. 1995; 19: 338-49.

37. Chen KT. Gallbladder vasculitis. J Clin Gastroenterol. 1989; 11: 537-40.

38. Kariv R, Sidi Y, Gur H. Systemic vasculitis presenting as a tumorlike lesion. Four case reports and an analysis of 79 reported cases. Medicine (Balt). 2000; 79: 349-59.

39. Pagnoux C, Mahr A, Cohen P, Guillevin L. Presentation and outcome of gastrointestinal involvement in systemic necrotizing vascu-

litides: analysis of 62 patients with polyarteritis nodosa, microscopic polyangiitis, Wegener granulomatosis, Churg-Strauss syndrome, or rheumatoid arthritis-associated vasculitis. Medicine (Balt). 2005; 84: 115-28.

40. Plaut A. Asymptomatic focal arteritis of the appendix; 88 cases. Am J Pathol. 1951; 27: 247-63.

41. Moyana TN. Necrotizing arteritis of the vermiform appendix. A clinicopathologic study of 12 cases. Arch Pathol Lab Med. 1988; 112: 738-41.

42. Rojo-Leyva F, Ratliff NB, Cosgrove DM, 3rd, Hoffman GS. Study of 52 patients with idiopathic aortitis from a cohort of 1,204 surgical cases. Arthritis Rheum. 2000; 43: 901-7.

43. Ryder HF, Tafe LJ, Burns CM. Fatal aortic dissection due to a fulminant variety of isolated aortitis. J Clin Rheumatol. 2009; 15: 295-9.

44. Miller DV, Isotalo PA, Weyand CM, Edwards WD, Aubry MC, Tazelaar HD, *et al*. Surgical pathology of noninfectious ascending aortitis: a study of 45 cases with emphasis on an isolated variant. Am J Surg Pathol. 2006; 30: 1150-8.

Títulos publicados

Avances en enfermedades autoinmunes sistémicas

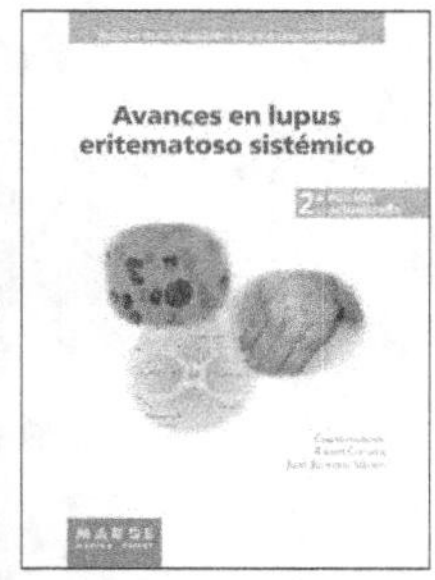

Avances en lupus eritematoso sistémico
R. Cervera, J. Jiménez-Alonso

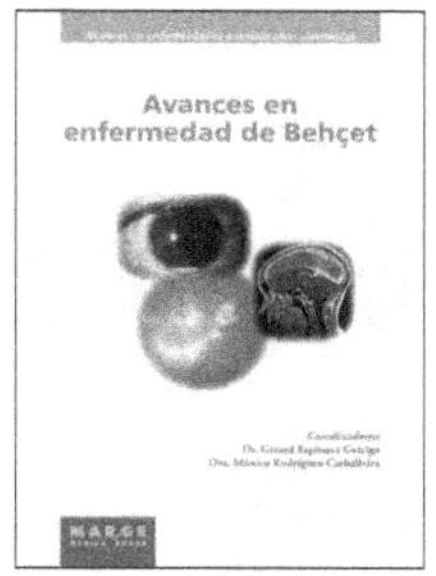

Avances en enfermedad de Behçet
G. Espinosa Garriga, M. Rodríguez-Carballeira

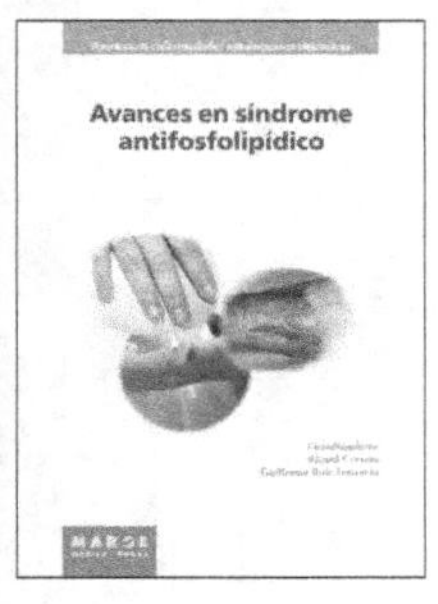

Avances en síndrome antifosfolipídico
R. Cervera, G. Ruiz-Irastorza

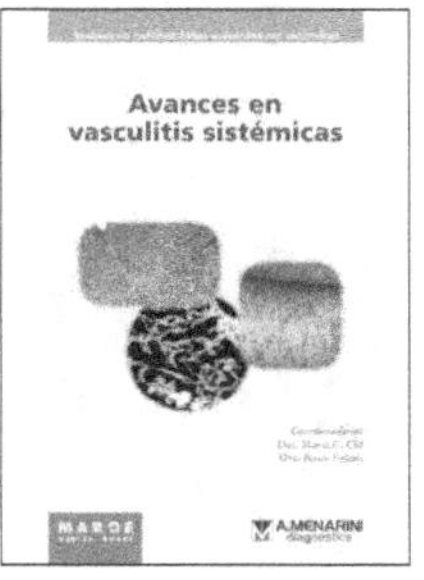

Avances en vasculitis sistémicas
M.C. Cid, R. Solans

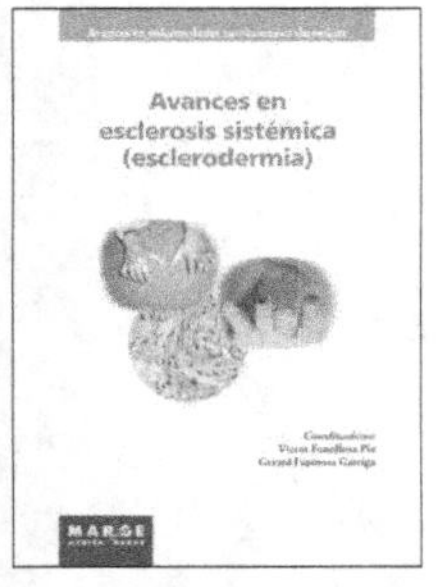

Avances en esclerosis sistémica (esclerodermia)
V. Fonollosa Pla, G. Espinosa Garriga

Próximos títulos de la colección:

Avances en miopatías inflamatorias
Avances en sarcoidosis